Ethik im Gesundheitswesen

herausgegeben von

Dr.in Ruth Baumann-Hölzle,
Interdisziplinäres Institut für Ethik im
Gesundheitswesen der Stiftung Dialog Ethik, Zürich

Dr. Christiane Druml, UNESCO Lehrstuhl für Bioethik an
der medizinischen Universität Wien

Prof. Dr. med. Georg Marckmann,
Ludwig-Maximilians-Universität München

Prof. Dr. Jean-Pierre Wils,
Radboud Universiteit, Nijmegen

Band 2

Jean-Pierre Wils | Ruth Baumann-Hölzle

Eid und Ethos

Auf dem Weg zu einem neuen Gelöbnis für Ärzte und Ärztinnen

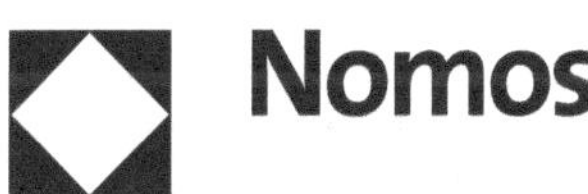

Die Deutsche Nationalbibliothek verzeichnet diese Publikation in der Deutschen Nationalbibliografie; detaillierte bibliografische Daten sind im Internet über http://dnb.d-nb.de abrufbar.

ISBN 978-3-8487-5171-6 (Print)
ISBN 978-3-8452-9472-8 (ePDF)

1. Auflage 2018

Vorwort

„Und manchmal verdrängen Marktwerte Normen, die wir lieber erhalten sollten.“ (Sandel, 141)

Der Arztberuf war jahrhundertelang von einem Ethos geprägt, das seinen Niederschlag in einen Berufseid fand – in den *Eid des Hippokrates*. Ärztinnen und Ärzte üben eine Tätigkeit aus, die besonderer Art ist. Sie haben nämlich mit Menschen zu tun, die erkrankt sind, oftmals leiden und Schmerzen empfinden, weshalb sie um Hilfe bitten. Diese Menschen heißen Patienten und Patientinnen. Oder muss man hinzufügen, dass sie Patienten *hießen*? Mittlerweile breitet sich eine neue Sprache aus. Patientinnen werden *Kunden* genannt. Diese neue Terminologie signalisiert die Umpolung des Gesundheitswesens auf eine Institution mit betriebswirtschaftlichen Parametern. Diese Neusprache und mit ihr die ökonomische Ausrichtung der Gesundheitsinstitutionen stoßen aber auf Grenzen. Unlängst formulierte es ein Arzt folgendermaßen: „Wer seine Patienten als Kunden anspricht, hat sich bereits zum Verkäufer gemacht.“ *Ökonomisierung* lautet das Stichwort, das jene Umpolung pointiert zusammenfasst. Die ärztliche Praxis ist dann dazu da, monetäre Erwartungen zu befriedigen, Gewinnaussichten zu stärken und Kundenwünsche zu erfüllen.

Das ärztliche Ethos des Helfens ist jedoch geprägt von Haltungen – „Tugenden“ – und damit einhergehenden Pflichten, die nicht ohne weiteres mit der genannten Ökonomisierung harmonieren. Die wachsende Spannung zwischen beiden hat inzwischen zu einer neuen Diskussion über einen Eid für Ärztinnen und Ärzte geführt, der die *heutige* Lage der medizinischen Praxis abbilden sollte. Dieses kleine Buch macht einen diesbezüglichen Vorschlag, den wir „Schweizer Eid“ nennen. Es dokumentiert die vielfältigen Gründe, die zur Neufassung eines Eides geführt haben. Dieser Eid widerspiegelt also ein modernes Berufsethos, ein Ethos, das die fundamentalen Rücksichten moralischer Natur enthält, die aus der besonderen *helfenden* Verfasstheit der ärztlichen Tätigkeit hervorgehen.

Seit dem Jahre 2016 hat sich am Institut Dialog Ethik in Zürich eine interdisziplinäre Eidkommission, bestehend aus Repräsentanten der Ärzteschaft, der Ökonomie, der Ethik und der Philosophie, um die Neufassung eines Eides bemüht. Sie hat geradezu um diese gerungen. Mittlerweile haben erste Implementierungen des „Schweizer Eides“ in einzelnen Krankenhäusern stattgefunden. Diese dokumentieren die Graswurzeldynamik dieses Eidprojekts. Auch wenn über die Gesamtanlage dieses Buches in der Zürcher Kommission lange und intensiv diskutiert worden ist, sind einzig die beiden Autoren für den Wortlaut des Textes verantwortlich. Das Buch kann als ein Vademekum, als ein Leitfaden betrachtet werden, der dazu einlädt, das Eidprojekt zu stimulieren und zu kontinuieren.

Im Hinblick auf eine Gender-sensible Schreibweise haben wir die Geschlechter möglichst häufig abgewechselt. Das andere Geschlecht ist immer mitgemeint. Manchmal werden aus stilistischen oder sachlichen Gründen beide Geschlechter genannt. In Zitaten kann diese Anpassung natürlich nicht geschehen.

Jean-Pierre Wils und Ruth Baumann-Hölzle

Inhaltsverzeichnis

I. Zur Einführung

In einer Publikation der deutschen Bundesärztekammer aus dem Jahre 2007 mit dem Titel *Zunehmende Privatisierung von Krankenhäusern in Deutschland. Folgen für die ärztliche Tätigkeit* wird anfangs eine Lagebeschreibung vorgenommen, worin Krankenhäusern trocken als „Wirtschaftsbetriebe“ bezeichnet werden. Die kurze Charakterisierung, die dort vorgenommen wird, lässt zunächst vermuten, dass wir es hier mit einem unabänderlichen Faktum zu tun haben. „Krankenhäuser sind keine soziale Einrichtungen mehr, Krankenhäuser sind Dienstleistungsunternehmen. Sie *müssen* wie normale Wirtschaftsbetriebe geführt werden“ (13, Kursivsetzung durch die Autoren). Aber bereits nach wenigen Zeilen werden Bedenken und Zweifel formuliert. Es wird darauf hingewiesen, dass „Verwaltungen auch zu der Vorstellung Zuflucht [nehmen], dass ihre ökonomischen Vorgaben gewissermaßen diskussionslos akzeptiert und zur Grundlage genommen werden“ (14) sollten. Der Weg in eine „Gesundheitswirtschaft“ (22) scheint unwiderruflich vorgezeichnet zu sein.

Gleichwohl hält die Studie daran fest, dass die „soziale Rationalität des medizinischen Handelns des Arztes“ (26) und mit ihr das ärztliche Ethos gegen die Dominanz der ökonomischen Rationalität profiliert und verteidigt werden müssen. Es gelte, „dem akademisch ausformulierten Paradigma des Ökonomischen widerstehen [zu] können“ (26). Wie ein solcher Widerstand auszusehen vermag, wird allerdings kaum angedeutet. Jedoch existiert aus der Sicht der beiden Autoren ein solches Mittel – der ärztliche Eid. Selbstverständlich stellt dieser kein Allheilmittel dar, aber sein Potential wird gerade im Rahmen der aktuellen Entwicklungen unterschätzt. In diesem Essay laden seine Autoren zu einer Diskussion ein – zu einer Diskussion über Sinn und Bedeutung eines *neuen* Eides für Ärzte und Ärztinnen. Wir werden in diesem Zusammenhang häufig aus Schweizer Studien und Publikationen zitieren. Das Projekt, das zu dem in diesem Essay vorgestellten Eid geführt hat, war nun einmal eine Schweizer Initiative. Allerdings sind die zitierten Studien in einem hohen Maße übertragbar auf die Situation in vielen anderen europäischen Ländern.

Die Neuthematisierung eines medizinischen Eides mag auf den ersten Blick überraschen, denn um den „Eid des Hippokrates“ ist es still geworden. Abgelegt wird er seit langem so gut wie gar nicht mehr, denn er gilt offenbar als Symbol einer antiquierten Berufsauffassung, die in das Museum der Medizingeschichte gehört und mit den komplexen moralischen Herausforderungen und Konflikten der gegenwärtigen Praxis von Ärzten und Ärztinnen nicht Schritt halten kann. Nur noch in Nischen des Milieus wird sein Wortlaut verteidigt, vor allem dort, wo ein Sittenverfall im Allgemeinen und ein solcher im Bereich ärztlicher Praktiken im Besondern diagnostiziert wird. Berufseide haben die Reputation – abgesehen von wenigen politischen und juristischen Anlässen – Bestandteile einer vormodernen Gesellschaft ständischer Verfasstheit zu sein.

Umso überraschender muss da die Information wirken, dass der Wunsch nach einem neuen Eid unter den Studierenden an medizinischen Fakultäten weit verbreitet ist. Einem Beitrag der Wochenzeitung *Die Zeit* (12. November 2015, 39-40) zufolge wird an knapp der Hälfte jener Fakultäten nach Beendigung des Studiums während eines Festaktes ein Eid abgelegt – in der Regel die aktuelle Fassung des Genfer Gelöbnisses. Aber auch über die medizinischen Berufsfelder hinaus haben Diskussionen über Berufseide inzwischen wieder Fahrt aufgenommen. In der Finanzwelt Londons diskutierte man in den Jahren unmittelbar nach der Finanzkrise über einen Eid für Banker. Angesichts der Entgleisungen, die im internationalen Finanzsystem stattgefunden haben (und vermutlich noch immer nicht wirklich gebannt sind), wird an wirtschaftswirtschaftlichen Fakultäten weltweit über Eide nachgedacht. Sogar in der „Gruppe der 30", die aus bekannten ehemaligen Notenbankchefs und Top-Managern des Finanzwesens besteht, sind solche Überlegungen angestellt worden. Eine Eiddiskussionen findet dort statt, wo die Dominanz des Marktes und die Verlockungen des Geldes das (einstige) Berufsethos zu unterwandern und zu korrumpieren drohen.

In den vergangenen Jahrzehnten sind die beruflichen Anforderungen an die Ärzteschaft permanent gestiegen. In diesem Zusammenhang ist ein mittlerweile verbreitetes Gefühl entstanden, es habe eine *Entkernung* des Berufs stattgefunden. Damit ist gemeint, dass die berufstypischen Standards und Haltungen, wie sie im Ärzte*ethos* enthalten waren, verloren gegangen seien. Wie wir später sehen werden, ist es gerade der permanente Ruf nach Professionalisierung, der zu einer solchen Entkernung beiträgt. Der Ruf nach einem neuen Eid wird immer lauter.

Dabei ist es wichtig, dass wir gleich anfangs auf zwei mögliche Missverständnisse aufmerksam machen. Der traditionelle Eid – der Eid des Hippokrates – beinhaltete die Haltungen oder Tugenden der Ärzteschaft, die als zentral für diesen Beruf betrachtet wurden. In einigen seiner Teile ist dieser Eid mittlerweile tatsächlich veraltet, aber etliche der dort enthaltenen Prinzipien dürften nach wie vor Gültigkeit beanspruchen, auch wenn sie aktualisiert und an die neuen Umstände angeglichen werden müssen. „Veraltet" heißt aber keineswegs, dass die Notwendigkeit eines Eides heute weitgehend obsolet wäre. Moralische Rücksichten und Pflichten spielen im ärztlichen Beruf nach wie vor eine große Rolle. Weder Technik noch Ökonomie können diese ersetzen, ohne dass das Berufsethos einen irreparablen Schaden erleidet. Die Vermutung, ein ärztlicher Eid wäre unter den Bedingungen moderner Gesundheitssysteme überflüssig oder unwirksam, wäre das erste zu beseitigende Missverständnis.

Das zweite Missverständnis betrifft die gegenteilige Annahme, nämlich die, dass ein Eid deshalb notwendig sei, weil die ärztliche Praxis sich in einem Zustand alarmierender moralischer Verwahrlosung befände. Das ist erwiesenermaßen nicht der Fall. Aber immer häufiger ist die Rede von einer *Demoralisierung* der Berufsgruppe. Viele Ärztinnen haben den Eindruck, dass sie immer wieder in Situationen geraten, die zu einem Konflikt mit ihren beruflichen Idealen führen und zum Verstoß gegen das Berufsethos verleiten. Ein neuer Eid hat die Aufgabe, jene Ideale zu artikulieren und die Standards des Berufsethos zu aktualisieren. Eine umfassende Moralisierung des Berufsstandes ist allerdings nicht gemeint und schon gar nicht eine neue Regelungsinitiative. Es handelt sich im Falle eines neuen Eides vielmehr um ein Mittel, *die Integrität des Berufs der Ärzte* zu schützen.

Die Medizin und mit ihr das gesamte Gesundheitswesen gehören zu den exponiertesten und innovativsten Institutionen moderner Gesellschaften. Neue Erkenntnisse über Krankheit und Gesundung, hochkomplexe therapeutische Interventionen, immer weiter fortschreitende bio-technologische Entwicklungen und vielversprechende pharmazeutische Produkte haben zur Folge, dass das Gesundheitswesen permanent im Zentrum der politischen und gesellschaftlichen Aufmerksamkeit steht. Die Versprechungen, die vom Gesundheitswesen ausgehen, sind groß und entsprechend hoch sind auch die Erwartungshaltungen seitens der Patienten (und der Gesunden). Die Vorstellungen über Gesundheit und die Haltungen gegenüber Krankheiten- und Krankheitsrisiken wandeln sich permanent. Die Ansprüche wachsen kontinuierlich und die Leistungsversprechen des Systems ebenso.

In den letzten Jahrzehnten haben im Gesundheitswesen vielfältige Veränderungen stattgefunden: Die Behandlungsoptionen für verschiedenste Erkrankungen und Verletzungen sind dramatisch erweitert worden. Das

Wissen um Gesundheitsrisiken und Erkrankungen mag im Einzelnen unbefriedigend sein – im Ganzen aber ist es besser als je zuvor. Menschen können, wenn sie erkrankt sind und eine Heilung nicht mehr möglich ist, gemessen an den Umständen oft ein zufriedenstellendes Maß an Lebensqualität erreichen. Auch wenn der Beitrag des Gesundheitswesens an der Gesundheit des Einzelnen nicht überschätzt werden darf, will niemand auf die *wirklichen* Fortschritte, die erzielt worden sind, verzichten.

Die gestiegene Lebensqualität vieler Menschen, ihre weiter voranschreitende potentielle Lebensdauer – falls sie sich in wohlhabenden Ländern mit funktionierenden Gesundheitssystemen befinden – sind untrennbar mit diesen Entwicklungen verbunden. Wie gesagt, die Medizin stellt unzweifelhaft einen Segen für zahllose Menschen dar. Aber ist die Medizin selber nachhaltig und stützt das Gesundheitswesen diese Nachhaltigkeit oder gefährdet es sie sogar?

Neben den unumstrittenen Vorzügen jener Entwicklung zeichnen sich auch in zunehmendem Maße Handlungskonflikte ab, die oft *moralischer* Natur sind. Strittige Entscheidungen am Krankenbett nehmen zu und verlangen den Beteiligten Einiges ab. Die Wünsche und Vorstellungen der Patienten und ihrer Angehörigen weichen z. T. von den Maßnahmen ab, die aus medizinischer Sicht sinnvoll, effizient und wirksam sind. In bestimmten Sektoren des Gesundheitswesens treffen wir auf Überversorgung, in anderen auf Unterversorgung. Darüber hinaus ist das berufliche Selbstbild der Ärzte und Ärztinnen einem erheblichen Druck ausgesetzt: Neben der sogenannten kurativen und palliativen Medizin wird zunehmend nach einer optimierenden Medizin Ausschau gehalten, die das Leistungsvermögen von Gesunden steigern soll. Kommerzielle Gesichtspunkte sickern immer stärker in den medizinischen Leistungskatalog, Effizienz- und Wirtschaftlichkeitserwägungen, aber auch Gewinnerwartungen werden häufig zu dominierenden Faktoren im „System".

Darüber hinaus sind die verschiedenen Institutionen des Gesundheitswesens einem permanenten Strukturwandel unterworfen. Reorganisationen sind oft nur die Vorstufe neuer Managementinitiativen, die ihrerseits zu weiteren Reorganisationen führen. Über die Notwendigkeit, den Sinn und die Grenzen der Privatisierung von Krankenhäusern wird gestritten, wobei diese Privatisierung immer weiter voranschreitet. Die *prinzipielle* Unabhängigkeit der Medizin von Marktgesetzlichkeiten steht zur Disposition. Die zunehmende Verrechtlichung der medizinischen Praktiken und die Überformung der primären medizinischen Tätigkeiten durch Dokumentationspflichten, Kontrollmechanismen und Wettbewerbsgesichtspunkte erschweren vielen Ärzten zunehmend die Identifikation mit dem Beruf. Verschiedene und teils konträre Erwartungen werden an sie gerichtet.

Wie können sich Letztere – also die Ärzte und Ärztinnen – in einer solchen Situation schützen? Wie sollten sie sich als *Berufsgruppe* inmitten dieses Wandels positionieren? Lässt sich ein Leitbild formulieren, das als Grundlage für ihre berufliche *Identifikation* gelten kann? Ist die Selbstverpflichtung auf ein Ethos denkbar, die – gerichtet auf die intrinsisch moralischen Aspekte des Arztberufs – die *Selbstständigkeit* und die *Würde* dieses Berufs angesichts sekundärer, also nicht-medizinischer Erwartungen und Interessen zum Ausdruck bringt? Wir plädieren in dieser Abhandlung für einen *neuen* Eid für Ärzte und Ärztinnen. Aber brauchen wir überhaupt einen solchen Eid?

Die Zweifel hinsichtlich eines solchen Eides haben viele Gründe. Zunächst steht die Behauptung der *Unwirksamkeit* eines solchen Eides im Raum. Gibt es nicht sowohl in der Geschichte als auch in der Gegenwart zahlreiche Beispiele für ärztliches Fehlverhalten – trotz eines Eides? Das ist zweifelsohne der Fall. Aber die Missachtung des in einem Eid zum Ausdruck kommenden Berufsethos spricht nicht *gegen* den Eid, sondern vielmehr *für* seine Notwendigkeit. Erst auf dem Hintergrund eines solchen Ethos und eines dazugehörenden Eides lassen sich moralisch angemessene von moralisch unerwünschten Praktiken unterscheiden. Und auch hier gilt der klassische Grundsatz, dass der Missbrauch eines Gesetzes seinen Gebrauch nicht aufhebt. Die faktische Nichtbeachtung eines Gesetzes hat – abgesehen von einem offenkundigen Sinnverlust seines Inhalts – nicht zur Folge, dass man auf es verzichtet. Darüber hinaus gilt ebenso, dass die fallweise Missachtung eines Eides nicht die Sicht auf die vielfache Einhaltung der dort enthaltenen Verpflichtungen versperren darf. Generationenlang haben Ärzte und Ärztinnen den hippokratischen Eid als normatives Anforderungsprofil an ihren Beruf betrachtet und ihre ärztliche Tätigkeit von ihm bestimmen lassen.

Ebenfalls im Raum steht die *Überflüssigkeit* eines Eides? Sind in den verschiedenen Standesordnungen die Berufspflichten nicht *in extenso* enthalten? Das ist der Fall. Aber nur wenige Ärzte und Ärztinnen kennen diese Bestimmungen. Darüber hinaus sind jene Ordnungen teils angeschwollen zu Kompendien, die eine Menge an Regeln und Normen enthalten, über die der Einzelne den Überblick längst verloren hat. Am schwersten aber wiegt der Sachverhalt, dass die Standesordnungen das *Ritual der Selbstverpflichtung* nicht ersetzen können. Es braucht einen *feierlichen Akt der Selbstbindung* an das Ethos der Medizin. Ohne diese performative Handlung – also ohne die Proklamation und den Vollzug der Eidablegung – ist die verpflichtende Kraft des Berufsethos zwar nicht unwirksam, aber doch erheblich geschwächt. Am wichtigsten ist jedoch die Zeitgemäßheit eines solchen Eides. Will er nicht zu einer dekorativen Formel verkommen, müssen die aktuellen Anforderungen an den Beruf und seine gegenwärtigen Bedrohungen im Eid sichtbar werden.

II. Ein Beruf unter Druck – Signale und Warnungen

Seit etlichen Jahren stoßen wir in Studien und Berichten verschiedener nationaler und internationaler medizinischer Kommissionen und Kammern auf überdeutliche Hinweise, dass der ärztliche Beruf mit Transformationen in den jeweiligen Gesundheitswesen, mit politischen und ökonomischen Einflussnahmen, aber auch mit anhaltend überzogenen Erwartungen seitens der Patienten konfrontiert wird. Diese Konfrontation führt zu einem erhöhten Druck auf die Berufsausübenden bzw. auf die Ärztinnen. Es werden von diesen Praktiken und Verhaltensweisen erwartet oder diese teils sogar erzwungen, die – wie sich zeigt – in einer Spannung zu ihrem traditionellen ärztlichen Ethos stehen, zu der Auffassung darüber, was es heißt, ein guter Arzt oder eine gute Ärztin zu sein. Diese Spannungen nehmen ständig zu. Man könnte diesen Vorgang auch *De-Professionalisierung* nennen.

Im Folgenden werden wir einige dieser Signale aufzeigen, die aus der Mitte der Ärzteschaft kommen. In ihnen wird deutlich, dass es ein verbreitetes Unbehagen gibt, das auf dem Gefühl beruht, dass sich zwischen dem Ideal oder Ethos ärztlicher Tätigkeit einerseits und den politischen, ökonomischen, institutionellen und gesetzgeberischen Anforderungen andererseits eine wachsende Kluft auftut. Die nun folgende kurze Dokumentation zeigt auf, dass es längst keine Minoritäten mehr sind, die auf eine Störung des Gleichgewichts hinweisen.

In dem Bericht *Die zukünftigen Berufsbilder von ÄrztInnen und Pflegenden* (Projekt „Zukunft Medizin Schweiz – Phase III") aus dem Jahre 2007 wird auf einige gefährliche, miteinander zusammenhängende Entwicklungen hingewiesen.

„Die Spannungen zwischen dem auf den Menschen und auf das Menschliche zentrierten Auftrag des Gesundheitswesens und den immer mehr dominierenden ökonomischen Faktoren nehmen offenbar zu. Die Entwicklungen im Gesundheitswesen werden zunehmend von wirtschaftlichen Interessen, den Marktkräften und ökonomischen Zwängen beeinflusst. Auf der einen Seite erwirtschaften erfolgreiche Firmen (Spital- und Laborketten über die pharmazeutische Industrie bis zur Medizintechnologie) hohe Gewinne, auf der anderen Seite bestehen drückende finanzielle Zwänge, die weit herum zu Ratlosigkeit führen und die Hoffnung aufkeimen lassen, dass sich in dem, was das Wort „Management" beinhaltet, die Lösung der Probleme ankündigt.

Eine Anspruchshaltung mit entsprechenden Forderungen an das Gesundheitswesen, dessen Leistungen mehr und mehr als Konsumgut betrachtet werden, nimmt zu. Die Erwartung, dass alle Maßnahmen sofort, perfekt und erfolgreich zu geschehen haben, steigt unter anderem auch in Relation zu den steigenden Versicherungsprämien. Gleichzeitig verringern sich zusehends die Basiskompetenzen der Bevölkerung in Gesundheitsfragen und die Fähigkeit, kleinere Gesundheitsstörungen selbst zu bewältigen, geht zunehmend verloren. Zudem wird der Trend anhalten, wirtschaftliche und soziale Probleme zu medikalisieren." (5f.)

Offenbar nimmt der Griff einseitig ökonomischer Rücksichten und Forderungen auf die medizinische Praxis zu. Die Lösungsansätze werden auf dem Terrain einer Management-Rationalität gesucht, die jedoch gleichzeitig als eine der Ursachen der Problemlage empfunden wird. Aber auch die Erwartungen sind ins Maßlose gestiegen. Dabei geraten größere Teile der Bevölkerung in eine Abhängigkeitsspirale, die von der Tendenz, alle Lebensprobleme zu medikalisieren, noch verstärkt wird.

Dieser Bericht enthält auch einen zusätzlichen Kommentar, der von Teilen der Arbeitsgruppen und von weiteren Gesundheitsexperten verfasst wurde. Dieser Kommentar spricht eine deutliche Sprache.

„Indem sie eine betriebswirtschaftliche Ausrichtung erhielten, sind zahlreiche Spitäler und Heime zunehmend zu Betrieben geworden. Soziale Einrichtungen werden also nach Prinzipien geführt, welche ursprünglich für Fabriken Gültigkeit hatten. Neben den positiven Folgen dieser Entwicklung (kostenbewusstes und effizientes Gestalten von Abläufen) sind aber auch jene Konsequenzen zu betrachten, die Fragen aufwerfen oder Kontroversen auslösen.

Was bedeutet es für den Arztberuf, wenn ÄrztInnen im Krankenhaus zu ‚gewöhnlichen Angestellten' werden? Wenn in Spitälern ‚Qualitätskontrolle', Mitarbeitergespräche und Evaluationen zur Selbstverständlichkeit werden? Was heißt es, wenn ÄrztInnen gewerkschaftliche Aktionen durchführen? Der ‚Professionscharakter' entwickelt sich tendenziell zurück. Damit ist nicht allein der Prestigerückgang angesprochen, sondern auch die Frage, was mit der relativen beruflichen Autonomie geschieht, die ÄrztInnen herkömmlicherweise haben. Zudem fragt sich, welche Bedeutung den Berufsverbänden unter den veränderten Bedingungen zukommt. Neben der Verfolgung von ‚Standesinteressen' sind diese immer auch damit beschäftigt, ethische Prinzipien zu formulieren, die letztlich garantieren sollen, dass gute ärztliche und pflegerische Arbeit geleistet wird.

Was bedeutet es, wenn Patienten zu ‚Kunden' werden? Was, wenn sie dazu aufgerufen werden, zu ‚mündigen' Patienten zu werden (empowerment)? Es scheint gesellschaftliche Bilder des Patienten als unternehmerähnliche Figur zu geben, der seinen Gang zum Arzt und seinen Alltag nach Prinzipien des ‚gesunden Lebensstils' aktiv selber steuert. Sind solche Vorstellungen mit emanzipatorischen Entwicklungen oder aber mit einer zunehmenden Disziplinierung verbunden, die ÄrztInnen und Pflegende mittragen dürfen oder müssen? Wenn der Bericht feststellt, ‚Grundelement bleibt die persönliche, oft langfristig zwischenmenschliche Beziehung von Arzt und Patient', ist zu fragen, ob dieses Grundelement durch neuere Entwicklungen unterstützt oder bedroht wird.

Eine rasante Ökonomisierung auf Seiten der Versorger ist spürbarer als noch vor vier Jahren: Steigende Beitragsleistungen, Auswüchse bezüglich Administration, Kennzahlen-Datenerfassung und deren Nachweis sowie Controlling-Maßnahmen wären hier zu nennen. Die Ergebnisqualität dieser Entwicklung ist zweifelhaft, sobald diese ausschließlich monetär und mit dem Ziel der Kostensenkung verstanden wird und schwer messbare Qualitäten wie ‚verlässliches Sorgen für jemanden' vernachlässigt werden.

Zu überlegen ist, ob das hartnäckige Verteidigen traditioneller Rollen und Muster, von dem im Bericht die Rede ist, immer nur problematischen Charakter hat. Wenn Ärztinnen etwa dem Management ihres Betriebes gegenüber Skepsis zeigen, so braucht dahinter nicht nur Machtstreben zu stehen; vielmehr ist denkbar, dass ein angemessenes Verhältnis zum Patienten angestrebt wird und dieses durch Betriebsinteressen beeinträchtigt wird." (26f.)

Eine zu stark gewinnorientierte Ausrichtung höhlt das Berufsbild aus. Die Behandlung von Patientinnen als Kunden und Einkäufern auf dem Gesundheitsmarkt setzt falsche Anreize und verkennt gleichzeitig die reale Situation, in der sich die meisten Patienten befinden. Die Ökonomisierung verlangt von der Ärzteschaft immer mehr berufsfremde Tätigkeiten, deren Zeitinvestment einen Schaden auf der Seite der Kommunikation mit Fachkollegen und Patienten hervorruft. Der Text suggeriert, dass die Verteidigung des traditionellen ärztlichen Berufsbildes nicht als eine Besitzstandwahrung verstanden werden darf.

Auf die wachsende Spannung zwischen Wissenschaftlichkeit und Menschlichkeit wird in *Medizin als Wissenschaft* (SAMW) aus dem Jahre 2009 aufmerksam gemacht, einem Positionspapier der „Schweizerischen

Akademie der Medizinischen Wissenschaften". Hier wird vor allem auf die ausufernde Verwissenschaftlichung und Technisierung der Medizin hingewiesen, welche die Spielräume menschlichen Verhaltens immer mehr einengt. „Ein gewisses Misstrauen gegenüber einer allzu techniklastigen Medizin hat zu einem berechtigten Wunsch nach einer ‚menschlichen' Medizin geführt, die sich an einem ‚ganzheitlichen Ansatz' orientiert" (5). Offenbar wird der Arzt bzw. die Ärztin nicht mehr als Nächste/r, als verstehende, helfende und gegebenenfalls auch tröstende Person empfunden. Zwischen Arzt und Patient türmen sich Berge von Technik, Daten und Dokumentationen. Sie scheinen sich aus den Augen verloren zu haben.

In einem weiteren Positionspapier der „Schweizerischen Akademie der Medizinischen Wissenschaften" mit dem Titel *Nachhaltige Medizin* aus dem Jahre 2012 wird die grundsätzliche Frage gestellt, ob der Medizin heute nicht überzogene bzw. unrealistische Erwartungen entgegengebracht werden. Sind die Ansprüche an die eigene Gesundheit und damit auch an das Gesundheitswesen womöglich ins Maßlose gewachsen, wodurch die Nachhaltigkeit des gesamten Systems gefährdet ist? Die Autoren des Positionspapiers monieren gleichzeitig, dass die soeben umrissene Erwartungshaltung ihrerseits von einer wettbewerbsorientierten und durch Gewinnmaximierung getriebenen Medizin ständig geschürt wird.

„In unserer heutigen, westlichen Gesellschaft fehlt zunehmend die Einsicht in die Unaufhebbarkeit der ‚condition humaine' als Einbettung des Lebens zwischen Geburt und Tod. Dass die Medizin das Leben zwar erleichtern, es aber in seinen Grundgegebenheiten nicht ändern kann, wird nicht mehr als selbstverständlich betrachtet." (15)

Das Gesundheitswesen steht unter einem wachsenden Druck, da es den jedem vernünftigen Maß davon galoppierenden Gesundheitsvorstellungen der Bürger nicht genügen kann – Vorstellungen, die es aber ihrerseits befördert und wenigstens als prinzipiell erfüllbar erscheinen lässt. Darüber hinaus stellt das Positionspapier nicht ohne eine gewisse Resignation fest, dass eine wirksame und vernünftige Regulierung des gesamten Gesundheitssystems nicht in Sicht ist.

„Es scheint ein Ding der Unmöglichkeit zu sein, das Gesundheitswesen zu steuern. Diese Unfähigkeit betrifft praktisch jeden Bereich, dem man sich zuwendet: die hochspezialisierte Medizin, die Grundversorgung, die Kosten, die Personalplanung. Ganz offensichtlich ist es bisher nicht gelungen, ein Konzept zur Steuerung des hochkomplexen Gesundheitssystems zu entwerfen, das den technischen, ökonomischen, sozialen und politischen Herausforderungen Genüge tut und gleichzeitig von einer politischen Mehrheit unterstützt wird." (18)

Nach den Gründen für diese Nicht-Steuerbarkeit gefragt antwortet das Positionspapier: „Die fehlende Steuerbarkeit hängt mit einem offensichtlichen Manko des Schweizer Gesundheitssystems zusammen: den fehlenden Datengrundlagen" (18). Nun mag das ein wichtiger Grund sein. Aber es drängt sich die Vermutung auf, dass eine der Ursachen der beklagten Steuerungsunfähigkeit mit einem fehlenden Leitbild zu tun hat. Es fehlt ein lebendiges Ethos der Medizin, das von den Ärzten und Ärztinnen *Haltungen* verlangt, die kennzeichnend für die Profession sind. Unterschätzt wird ganz offensichtlich die Kraft von Idealen und auf ihnen beruhenden moralischen Standards.

Auch in der Studie *Medizin für Gesunde? Analysen und Empfehlungen zum Umgang mit Human Enhancement* der „Akademie der Wissenschaften Schweiz" aus dem Jahre 2012 wird auf ein Berufsbild hingewiesen, welches starken Wandlungen unterworfen ist. „Human Enhancement" umfasst dabei all jene medizinische Interventionen, die nicht auf die Therapie von Krankheiten, sondern auf eine Verbesserung, das so genannte „Enhancement" nichtpathologischer Merkmale gerichtet sind. Nun ist die Abgrenzung von Enhancement und Therapie keine leichte Angelegenheit. Sicher aber ist, dass die Vorstellung, die Medizin könne einen wichtigen Beitrag zur *Verbesserung* (der Gesundheit) des Menschen leisten, unmittelbar mit den gestiegenen und immer noch steigenden Leistungsanforderungen und Leistungserwartungen in unserer Gesellschaft zu tun hat. In diesem Zusammenhang zeichnet sich eine Subjektivierung des Krankheits- und Gesundheitsbegriffs ab: Menschen bestimmen das Maß ihrer Gesundheit selber und zu diesem Zwecke stellen sie Vergleiche an. *Gesund heißt gesünder sein als andere.* Marktorientierte Medikalisierungsstrategien – ein „Gesundheitsmarkt" (8) – dringen nun tief in das Gesundheitswesen ein. Die Rolle der Ärzteschaft bildet den Fokus jener Studie. Der Bericht enthält Schlussfolgerungen und Empfehlungen, von denen wir die wichtigsten im Hinblick auf unsere Fragestellung hervorheben möchten.

„‚Besser zu sein als die Norm' ist das offensichtliche Leitmotiv einer Gesellschaft, die durch Individualismus, Leistungsorientierung, Wettbewerb und Gewinnstreben gekennzeichnet ist. Medizinische Interventionen sind nur ein Teil eines Konsummusters, das das Erreichen dieser Ziele erleichtert. […] Dabei dürfen ökonomische Interessen nicht unterschätzt werden: Wenn bestimmte Gesundheitszustände […] pathologisiert werden und entsprechende Gegenmittel zur Verfügung stehen, kann dies für die

Hersteller, aber auch die Leistungserbringer mit erheblichem Gewinn einhergehen. Eine Ausweitung lukrativer Angebote ist die erwartbare Konsequenz in einem Gesundheitsmarkt. […] Auf diese Weise können sich wiederum gesellschaftliche Standards verschieben, so dass ein ‚ungeschminkter' Mensch im persönlichen Umgang als Zumutung empfunden wird. Je größer die Diskrepanz zwischen individuellem Auftreten und sozialer Erwartung wird, desto wahrscheinlicher ist, dass der Betreffende darunter leiden und im Alltag in seinem Umfeld nicht optimal ‚funktionieren' wird. Damit wird umso naheliegender, dass die betreffende Person eine ‚Therapie' benötigt, um die verloren gegangene Passung mit der Umgebung, die soziale Integration, wiederherzustellen.

Auch wenn eine fixe Trennlinie zwischen Therapie und Enhancement nicht bestimmbar ist, bedeutet dies nicht, dass jegliche Priorisierung der Ziele und Aufgaben der Medizin aufgegeben werden muss. Es gibt keinen Grund, den gegenwärtigen Primat von Therapie (inkl. Palliation) und Prävention infrage zu stellen. Interventionen, die nicht primär auf diese Anliegen zielen, sind als nachrangig anzusehen." (60)

Die Studie befürchtet die Entstehung einer weitgehend privatfinanzierten „Luxusmedizin", die „moralisch fragwürdig" sei, aber nicht unbedingt die allgemeine Gesundheitsversorgung gefährden müsse. Dennoch sei auf Dauer durch allerlei Zusatzangebote eine „Verzerrung der Versorgungskapazitäten" nicht auszuschließen. Die Psychiatrie, die Rehabilitationsmedizin und die Versorgung chronisch Kranker könnten durch die Abwanderung des Personals in „Better-than-well-Bereiche" zusätzlich unter Druck geraten. Auch eine Änderung in der Bindung öffentlicher Ressourcen sei eine mögliche Konsequenz.

„Es ist daher Aufgabe der Ärzteschaft, einer Verzerrung von Versorgungsprioritäten entgegenzuwirken. […] Zugleich sind die Ärzteschaft wie auch die Patienten gezielten Marketingstrategien ausgesetzt, die mitunter auch Produkte jenseits von Therapie und Prävention bewerben bzw. auf eine Medikalisierung der zugrunde liegenden Zustände hinwirken. Zudem ist in der Ärzteschaft eine pragmatische Einstellung vertreten, die Entscheidungen für oder gegen Enhancement als Frage des individuellen (ärztlichen) Gewissens erachtet und sich zugleich bezüglich der Angemessenheit eines kategorischen Verbots unsicher ist." (61)

Auch in diesem Zusammenhang ist die Rede von einer alleine gelassenen Ärzteschaft, die über keinerlei Leitbild mehr verfüge, welches in dieser spannungsgeladenen Situation Abhilfe zu leisten vermöchte. „Enhancement" braucht keineswegs in jeder Hinsicht abgelehnt zu werden, aber die diversen Erwartungen und die wachsenden Unsicherheiten, die mit diesem Typus Medizin einhergehen, bedrängen das Selbstbild der Ärzteschaft.

„Die Frage nach der Rolle von Enhancement in der Medizin kommt zudem zu einer Zeit, da sich das Berufsbild in einem Spannungsfeld befindet: auf der einen Seite der auf den Gesundheitsmarkt und Konsumentenpräferenzen reagierende Dienstleister. Zugleich bereiten erhöhte Anforderungen im gesellschaftlichen und im Arbeitsleben den Boden für die Medikalisierung von bislang als normal erachteten Zuständen (z.B. Erschöpfung nach Anstrengung; fluktuierende Fähigkeit zur Konzentration), wobei die Verabreichung von Mitteln zur kurzfristigen Steigerung der Performance möglicherweise Ansätze verdrängt, die im Sinne einer nachhaltigen Gesundheitsstrategie zielführender wären.“ (62)

Nicht zuletzt sei auf die im Jahre 2014 erschienene Studie der SAMW hingewiesen, die den Titel *Medizin und Ökonomie – wie weiter?* trägt. Wie der Titel zum Ausdruck bringt, herrscht im Gesundheitswesen eine tiefe Unsicherheit, ob und in wieweit die Ökonomie (im Sinne der von uns so genannten „Ökonomisierung“) die Medizin zu Handlungsweisen veranlasst, die ihrem Auftrag im Grunde fremd sind. Wir werden im Folgenden eine systematische Liste von Gefährdungen dieses Auftrags präsentieren, weshalb wir an dieser Stelle lediglich auf jene Stellen aus der Studie verweisen, die auch in unserer Aufzählung eine wichtige Rolle spielen.

Gleich zu Anfang legt die SAMW-Studie den Finger auf den wunden Punkt, indem sie eine fatale Umkehrung der Relation zwischen Ökonomie und Medizin befürchtet. Aus der unterstützenden, fördernden, aber dennoch *untergeordneten* Funktion der Ökonomie im Gesundheitswesen ist eine dominierende, fordernde, also übergeordnete Funktion geworden, die die Medizin zu einer Art Erfüllungsgehilfin von wirtschaftlichen Zielsetzungen zu machen droht. Die sogenannte „Risikoselektion“ beim Eintritt von Patienten in Krankenhäusern wird zunächst als frappierendes Bespiel für diese Entwicklung genannt.

Es bestehe die Gefahr, „dass bereits bei der Aufnahme von oder dem Werben um Patienten eine Risikoselektion betreiben wird. Damit wird die Frage: ‚Welchen Patienten können wir am besten helfen?‘ verkehrt in ‚Welche Patienten können uns (ökonomisch) am besten helfen?‘ (d. h. welche Patienten sind am profitabelsten). Eine solche Verkehrung der Zweck-Mittel-Relation entspricht nicht mehr der ursprünglichen Intention, betriebswirtschaftliches Denken in Gesundheitseinrichtungen mit dem

Ziel einer verbesserten Kosteneffizienz zu stärken und die Innovation zu fördern.“ (14f.)

Aber die Risikoselektion ist nur ein Beispiel unter vielen. Sie illustriert jedoch den allgemeinen Strukturwandel, der sich im Gesundheitswesen vollzieht und welche Dimension dieser Wandel mittlerweile schon angenommen hat.

„Zusätzlich hat sich die Position der Ökonomie in der Hierarchie von Gesundheitseinrichtungen gewandelt, von einer auf die Verwaltung beschränkten, eher buchhalterischen Funktion hin zum Management und der Exekutive, die die strategischen Entscheidungen trifft. Dieser ‚Wechsel auf der Kommandobrücke‘, wie er von manchen erlebt wird, kann für Spannungen sorgen. Wichtig ist, dass die professionelle Integrität und Autonomie medizinischer Fachpersonen erhalten bleibt. Dies ist eine wichtige Voraussetzung für Arbeitszufriedenheit und berufliche Motivation, die sich wiederum auf die Qualität der geleisteten Arbeit auswirken. Das bedeutet nicht, ohne Absprachen frei agieren zu können, aber es muss die Möglichkeit erhalten bleiben, als ‚Anwalt‘ der Patienteninteressen aufzutreten und sich primär für das Wohl der Patienten zuständig zu fühlen.“ (32)

Diese Studie spricht in deutlichen Worten aus, dass eine De-Professionalisierung des medizinischen Berufs im Gange ist, worin das Ethos, das zu dem Beruf *wesentlich* gehört, ausgehöhlt und den wirtschaftlichen Vorgaben geopfert wird. Zu Recht wird darauf hingewiesen, dass die *Autonomie* der Ärzte in Gefahr ist. Um diese zu schützen, ist mehr nötig als eine Steigerung der Menge ethischer Regeln. Auch diese sind nicht in der Lage, die intrinsische Motivation, die den Kern der ärztlichen Tätigkeit ausmacht, zu erhalten oder gar zu ersetzen.

„In letzter Zeit ist viel von ‚professionalism‘ die Rede, der professionellen Rolle und den professionellen Werten von im Gesundheitssystem Tätigen. Die Ökonomisierung wird als Bedrohung des ärztlichen und pflegerischen Professionalismus erlebt. Der ‚medical professionalism‘ kennzeichnet die Ärzteschaft als freien Stand, der sich selbst sein Berufsethos gibt und eine professionelle Autonomie zur Berufsausübung in Anspruch nimmt. Zum anderen wird ‚medical professionalism‘ auch verstanden als ‚Herz und Seele der Medizin‘, bei der es um mehr gehe als um eine Befolgung ethischer Standards, sondern um den Ausdruck dessen, was Ärzte ursprünglich zu ihrem Beruf hingezogen hat: Der Wunsch, anderen Personen und der Gesellschaft durch eine qualitativ hochwertige Gesundheitsversorgung zu helfen.“ (25)

III. Ziele der Medizin – eine Erinnerung

Über die *Ziele* der Medizin sind in den letzten Jahren weltweit Diskussionen geführt worden. Der Sachverhalt, dass über diese Ziele eine solche umfassende Reflexion stattfindet, deutet darauf hin, dass ihre Selbstverständlichkeit nicht länger gilt und Zweifel über ihre Zukunftsfestigkeit bestehen. Im „Hastings-Report" werden vier Ziele der Medizin unterschieden:

- The prevention of disease and injury and promotion and maintenance of health.
- The relief of pain and suffering caused by maladies.
- The care and cure of those with a malady, and the care of those who cannot be cured.
- The avoidance of premature death and the pursuit of a peaceful death.

Diese Ziele weisen auf den ersten Blick den Charakter einer Selbstverständlichkeit auf. Sie müssen konkretisiert, vor allem aber interpretiert werden. Denn was bedeutet im Einzelnen die „Erleichterung von Schmerz und Leiden"? Vor allem aber, was beinhalten „care" und „cure" und an welchen Standards wollen wir diese messen?

In *Ziele und Aufgaben der Medizin zu Beginn des 21. Jahrhunderts* formulierte im Jahre 2004 die damalige Projektgruppe „Zukunft Medizin Schweiz" in der „Präambel für alle Ziele", Letztere seien „unter dem Aspekt der gemeinsam zwischen Patient und Arzt [zu] definierenden Lebensqualität und Lebenssituation des betroffenen Patienten zu betrachten" (31). Diese Präambel, die zunächst relativ harmlos klingt, hat aber gravierende Implikationen. Sie verlangt, dass zwischen Ärztin und Patientin eine vertrauensvolle Gesprächskultur vorhanden sein *müsse*. Das kann aber nur gelingen, wenn die jeweiligen institutionellen Bedingungen dies auch zulassen. Jene Gesprächskultur, die von Aufmerksamkeit und Zuwendung geprägt ist, muss auch entstehen *können* und die hierfür nötigen Ressourcen müssen bereitgestellt werden.

Dementsprechend wird zu den ersten *Aufgaben* der Medizin die Verantwortung der Klinikleitungen (und Krankenkassen) gerechnet, dafür zu sorgen, „dass die zeitliche Verfügbarkeit der Betreuenden für direkte Patientenkontakte vergrößert wird. Der Anteil an organisatorischen und administrativen Aufgaben am Arbeitsaufkommen des medizinischen Fachpersonals ist zu verkleinern“ (34).

In diesem Zusammenhang sollte auch die zweite Aufgabe betrachtet werden, der zufolge die in der Medizin Tätigen „alle Kranken gemäß deren Bedürfnissen“ (35) behandeln. Damit sind natürlich nicht *sämtliche* Bedürfnisse gemeint, aber sicher auch das Bedürfnis nach einer *menschlich adäquaten* Betreuung und Begegnung. Diese Aufgabe adressiert eine moralische Erwartungshaltung. Aber es ist auch von einem ökonomischen Druck die Rede, in dessen Schlepptau die Prioritäten verschoben werden. Immer mehr werden medizinische Erfordernissen den ökonomischen Imperativen angeglichen: „Wohl haben ökonomische Mechanismen eine Steuerungsfunktion, sie sollten sich aber an ethischen Vorgaben und Qualitätsstandards orientieren.“ (38) In welchem Maße sich die Ziele der Medizin in deren Praktiken und Institutionen widerspiegeln, wird im Folgenden im Einzelnen zu betrachten sein.

IV. Auf einer schiefen Ebene – die Große Transformation

Das Gesundheitswesen und das Bildungswesen gehören zu den gesellschaftspolitischen Großinstitutionen, die in den letzten Jahren einem – wie oft zu hören – *verspäteten* Modernisierungsprozess unterworfen worden sind. Dieser Prozess wird – bezogen auf Institutionen – in aller Regel durch vier Konstanten gekennzeichnet:

1) Die Handlungen, Strategien, Entscheidungen und Organisationsziele von Institutionen werden monetär abgebildet. Das heißt: Der finale Bezugspunkt bzw. das entscheidende Kriterium zur Begutachtung einer Institution ist finanzieller oder ökonomischer Natur.
2) Alle Beteiligten befinden sich in einer vor allem wettbewerblichen Situation, also in einem von Konkurrenz um die besten Produkte und um die besseren Leistungen geprägten Umfeld. Handlungen, die sich diesem wettbewerblichen Design nicht angleichen, geraten tendenziell in den Hintergrund.
3) Die Institution bietet Kapitalanlegern Anlagemöglichkeiten. Rendite und Gewinnsteigerung sind legitime Grundmotive.
4) Die Organisation wird nach formalen Gesichtspunkten, d.h. nach Managementvorgaben gestaltet und bewertet.

Die anfangs zitierten Studie *Zunehmende Privatisierung von Krankenhäusern in Deutschland* fasst diesen Prozess im Hinblick auf die Medizin bzw. das Gesundheitswesen folgendermaßen zusammen: „Ständische Strukturen wurden aufgelöst, außermonetäre Zielsetzungen, Motive und Handlungskalküle zurückgedrängt, eine Internationalisierung der Ausrichtung des Marktes vollzogen, Effizienzpotentiale moderner Organisationen umgesetzt und die Erfolgsbewertung in beträchtlichem Umfang von finanztechnischen Größen geprägt.“ (23)

In diesem Zusammenhang stellt die Studie die Frage, „ob es eine eigene medizinisch-soziale Rationalität neben einer ausschließlich betriebswirtschaftlichen geben kann“ (23). Sie geht davon aus, dass es eine solche „eigene“ Rationalität gibt bzw. geben *muss*, es sei denn, man ist gewillt, die genannte Entwicklung – die Unterwerfung und Auflösung der „ständischen Struktur“ und mit ihnen die Verzweckung der Medizin zugunsten einer ihr letztlich fremden Rationalität – widerstandlos hinzunehmen. „Ohne ein ausformuliertes, dem allgemeinen Stand der akademischen Reflektion angemessenes Paradigma der besonderen Bedingungen des Gutes Gesundheit, wird eine weitere Zurückdrängung und ‚Verzweckung' der ärztlichen Tätigkeit unausweichlich werden." (26)

Das Gesundheitswesen muss nämlich als Teil des gesamten *Sozialsystems* der Gesellschaft betrachten werden. Die Autoren der Studie sind davon überzeugt, dass jenes sich nicht *im Ganzen* in das *ökonomische* System transformieren lässt, ohne dass gravierende Verluste der medizinischen Rationalität eintreten. Die spezifischen ärztlichen Tätigkeiten – *die Praxis der Medizin* – verlangen demnach nach einem Schutz gegen den Einfluss von Kapitalanlegern mit ihrer (legitimen) Renditeerwartung, gegen die Übermacht von Bilanzen und Gewinnen und somit gegen die schleichende Ökonomisierung der Institution. Es sind natürlich makro-politische Entscheidungen, welche jene Transformationen erzwungen haben. Und nur makro-politische Entscheidungen können diese unerwünschten Nebenwirkungen, die nun sichtbar geworden sind, auf Dauer rückgängig machen. Aber auch der Einzelne und erst recht die Berufsgruppe als ganze ist keineswegs machtlos.

Die Medizin ist selbstverständlich auf die Ökonomie – auf *ihre* Ökonomie – angewiesen. Eine fehlende effektive Steuerung des Gesundheitswesens durch ökonomische Gesichtspunkte würde die Gesundheitsinstitutionen ruinieren. Die Wirtschaftlichkeit ist – neben der Wirksamkeit und der Zweckmäßigkeit– ein im Krankenversicherungsgesetz verankertes Erfordernis. Sie ist geradezu ein *ethisches* Erfordernis im Rahmen stets begrenzter Ressourcen.

Es kann deshalb nicht genug betont werden, in welchem Maße die Ökonomie und mit ihr der Gesichtspunkt der Wirtschaftlichkeit einen entscheidenden Beitrag zu einer guten Medizin leisten. Ökonomische Gesichtspunkte dürfen daher nicht auf die finanziellen Aspekte der medizinischen Praxis reduziert werden. Sie gehören wesentlich zum Gelingen dieser Praxis selber. Aber was verstehen wir unter „Ökonomie"? Bezogen auf das Gesundheitswesen verstehen wir unter Ökonomie die haushälterische Nutzung vorhandener Ressourcen zum Wohle der Patienten und zum Wohle der gesamten Institution. Sie hat die Aufgabe,

1) die Effizienz im Umgang mit den Ressourcen und die Transparenz der Abläufe und Verfahren in der Institution zu gewährleisten. Dies führt dazu, dass unnötige Ausgaben vermieden werden. Ein sparsamer Umgang mit Ressourcen führt keineswegs per se zu einem Raubbau an der Qualität der Dienstleistungen. Das Gegenteil ist der Fall.

2) größere Einheiten einer Institution bzw. diese Institution als Ganze mit ihren verschiedenen Akteuren (und deren unterschiedlichen Interessen) zu steuern. Diese Steuerung setzt eine Zielausrichtung der jeweiligen Institution voraus und hat die Aufgabe, im Hinblick auf diese Zielvorgabe eine gerechte bzw. angemessene Mittelverteilung zu bewerkstelligen. Die medizinischen Ziele eines Krankenhauses lassen sich ohne eine solche Steuerung nicht realisieren.
3) zum Wohle der Gesamtinstitution zu arbeiten und die einzelnen Tätigkeiten und Praktiken auf dieses übergeordnete Ganze auszurichten. Sie hat eine wichtige koordinierende Funktion und leistet einen entscheidenden Beitrag zu der Passung der unterschiedlichen Elemente zu einer leistungsfähigen, weil kooperativen Einheit.
4) sich wesentlich an der Entwicklungsperspektive des Gesamtsystems zu beteiligen. Sie ist bezogen auf die langfristige Entwicklung der Institution und auf die Ermöglichung ihrer Aufgabenerfüllung. Auch hier geht ihre Aufgabe weit über die monetären Aspekte einer Steuerung hinaus: Ohne eine solide ökonomische Basis ist die ethische Verpflichtung einer Institution, in unserem Falle die Verpflichtung auf die mit der ärztlichen Praxis wesentlich verbundenen ethischen Standards, kaum realisierbar. Ökonomische Fehlanreize führen zu einer ethischen Fehlausrichtung. Die Ökonomie hat somit eine Garantenfunktion im Hinblick auf die „Moral des Systems".
5) Führungsarbeit im Sinne einer Dienstleistungserbringung für alle Akteure in der Institution zu leisten. Sie ist integrierend und justierend tätig im Hinblick auf das Gesamtsystem bzw. im Hinblick auf die Systemziele – die gute medizinische Praxis bzw. das Wohl des Patienten. Im Zentrum stehen nicht Hierarchien und Strukturen sondern die Behandlungsteams und die von ihnen behandelten Patienten. Die Strukturausrichtung gehört zu den primären Aufgaben der Ökonomie, aber Strukturen sind Hilfsmittel, kein Zweck an sich. In diesem Sinne fördert die ökonomische Steuerung die notwendige Zusammenarbeit, sorgt zusammen mit den Teams für die sinnvolle Verteilung und Nutzung der knappen Ressourcen und balanciert die divergierenden Interessen aus.
6) mittels ihrer koordinierenden und integrierenden Arbeit darauf hin zu zielen, dass die in einer Gesundheitsinstitution Tätigen zu erfolgreichen und sinnstiftenden Kooperationen angeleitet werden. Das erhöht bekanntermaßen die Freude am Beruf, macht die Tätigkeit sinnvoll und stärkt die intrinsische Motivation der Mitarbeiter.

Was Wirtschaftlichkeit und Effizienz aber im Einzelnen (und also auch im Gesundheitswesen) bedeutet, ist umstritten. Auch wenn wir Wirtschaftlichkeit als die *möglichst* effiziente Erreichung eines Ertrags, als ein *möglichst* günstiges Kosten-Nutzen-Verhältnis beschreiben, wissen wir noch nicht, wo die Grenzen dieser Möglichkeit liegen. Niemand wird ernsthaft daran zweifeln, dass Wirtschaftlichkeit eine Grundvoraussetzung einer jeden erfolgreichen Institution ist, also auch im Gesundheitswesen eine fundamentale Bedeutung hat. Wirtschaftlichkeit ist das grundlegende *Mittel*, damit tatsächlich eine erfolgreiche Medizin stattfinden kann. *Die Ökonomie ist demnach eine subsidiäre, also zugeordnete und ermöglichende Instanz.*

Manchmal wird das Erfordernis der Wirtschaftlichkeit und zusammen mit ihm die Rolle der Ökonomie auch als *Ökonomisierung* bezeichnet. Das aber führt zu Missverständnissen. Das Positionspapier der SAMW zu *Medizin und Ökonomie – wie weiter?* beispielsweise nennt die effiziente Ausrichtung von Strukturen, Abläufen und eingesetzten Mitteln zur Erzielung eines günstigen Verhältnisses zwischen Aufwand und Ertrag *Ökonomisierung*. Zur Ökonomisierung gehört diesem Positionspapier zufolge auch die Reinvestierung der eingesparten Mittel in die Institution.

Unter *Ökonomisierung* verstehen wir hier etwas anderes. Wirtschaftlichkeit stellt das Gebot einer jeden Ökonomie, also auch der Ökonomie des Gesundheitswesens dar. Die *Ökonomie* hat ihre eigene Rationalität, die die jeweiligen Ziele einer Institution und die Mittel, die zu dieser Zielerreichung erforderlich sind, in ein optimales Verhältnis setzt. *Ökonomisierung* dagegen meint in unserem Zusammenhang die generelle Dominanz von wirtschaftlichen Gesichtspunkten im Hinblick auf die Praxis der Medizin. Nun ist die ökonomische Rationalität dominant geworden und setzt sich notfalls auch *gegen* die Erfordernisse einer *angemessenen* medizinischen Rationalität durch. Eine große Transformation hat stattgefunden.

In diesem Fall ist von einer Subsidiarität keine Rede mehr. Ökonomische Sachverhalte *bestimmen* nun die Praxis der Medizin. Das Prinzip der Effizienz zieht die ganze Aufmerksamkeit auf sich: Alle Effizienzpotentiale müssen ausgeschöpft werden, auch auf Kosten der Qualität der verrichteten Arbeit. Die Arbeitsprozesse sollten verdichtet und optimiert, die unproduktiven Zeiten eliminiert und die Personen an die technischen Erfordernisse angepasst werden. (vgl. Manzeschke, 19)

Von hier aus ist es nur noch ein kleiner Schritt zur *Kommerzialisierung* der Medizin, in welcher das Streben nach und die Maximierung von Gewinnen, also die Privatisierung des Ertrags, im Vordergrund stehen. Das

Gesundheitswesen wird nun als ein monetäres Geschäft verstanden und ausgestaltet. In diesem Falle kann man die Umkehrung des Verhältnisses zwischen Ökonomie und Medizin folgendermaßen kennzeichnen: „Nicht wir helfen den Patienten, sondern sie helfen uns." In diesem Zusammenhang sollte man allerdings mit dem Begriff des Marktes vorsichtig umgehen. Marktwirkung ist im Gesundheitswesen nicht in jeder Hinsicht abzulehnen. Sie kann helfen, Kartelle und Abschottungen zu durchbrechen. Wohl aber können jene Strukturen, Absichten und Motiven, die auf dem Markt allgemein akzeptiert werden, nicht im Ganzen auf das Gesundheitswesen angewandt werden.

Inzwischen ist gar von einer *Industrialisierung* des Gesundheitswesens die Rede. Die Strukturen, Prozesse und Beziehungen der medizinischen Praxis werden dann nach dem Muster industrieller Produktion verstanden. Die Mediziner sind nun Leistungsanbieter und Produzenten, die Patienten werden zu Kunden und Konsumenten von Gesundheitswaren. Vor allem in der klinischen, aber auch in der ambulanten Praxis der Medizin haben wir mit einer unaufhaltsamen Technisierung und Digitalisierung zu tun. Durch Controlling, Dokumentation, aber auch mittels Konkurrenzmittel wie Exzellenzwettbewerbe und Ranking-Methoden werden kontinuierliche Verbesserungen angestrebt. Die Bürokratie befindet sich dann, so Manzeschke, in einer „Aufrüstungsspirale" (14), die dazu zwingt, die Fehlertoleranz zu minimieren, und sämtliche Abläufe den neuen Produktionsbedingungen zu unterwerfen.

Es ist nun an der Zeit, eine überblicksartige Auflistung der zahlreichen Indikatoren zu erstellen, welche die sogenannte *Große Transformation*, die Umkehrung der Relation zwischen Ökonomie und Medizin, zu illustrieren vermögen. Diese Auflistung stellt das Resultat der Arbeit der Arbeitsgruppe „Eidkommission Dialog Ethik" dar, stützt sich aber gleichzeitig auf die wichtige Studie des Freiburger Arztes und Medizinethikers Giovanni Maio, der seinerseits auf die umfassenden Veränderungen hinweist, welche sich im Gesundheitswesen vollzogen haben. Im Folgenden beziehen wir uns deshalb immer wieder auf seine Publikation mit dem Titel *Geschäftsmodell Gesundheit. Wie der Markt die Heilkunst abschafft.* Maio geht dabei von einer unmissverständlichen *Nachordnung* der Ökonomie hinter der Medizin aus und fordert eine Klarstellung der Prioritäten: „Einen Ausgleich, ein Ausbalancieren von ökonomischen Vorteil und dem Wohl des Patienten kann es schlicht nicht geben, weil Letzteres nicht verhandelbar ist." (21)

Die schleichende Vormachtstellung der Ökonomie illustriert Maio anhand eines bekannten Schemas, das von Uwe Schimank und Ute Volkmann entwickelt wurde. Es bezieht sich keineswegs nur auf das Gesundheitswesen. Es kann als ein Modell verstanden werden, das auch in anderen Feldern einflussreich ist. Die fünf Stufen, die dort unterschieden werden, zeigen, wie die Ökonomie sich im Laufe der Zeit einer Institution bemächtigt und die Autonomie der Akteure entsprechend stufenartig reduziert wird.

Auf der Stufe 1 ist kein Kostenbewusstsein vorhanden, ist die Zahlungsfähigkeit problemlos gegeben und können die Akteure völlig autonom handeln.

Auf der Stufe 2 existiert eine Soll-Erwartung an die Akteure im Hinblick auf die Vermeidung finanzieller Verluste. Die Autonomie der Akteure ist noch weitgehend intakt.

Auf der Stufe 3 existiert eine Muss-Erwartung an die Akteure im Hinblick auf die Vermeidung finanzieller Verluste. Die Autonomie der Akteure wird bereits beschnitten – durch Rationalisierungsmaßnahmen, durch Strategien der Kosteneffektivität.

Auf der Stufe 4 ist aus der Muss-Erwartung im Hinblick auf die Verlustvermeidung eine Soll-Erwartung hinsichtlich Gewinnziele geworden. Die Akteure müssen ihre Handlungen dieser Soll-Erwartung unterwerfen.

Auf der Stufe 5 ist die Gewinnerzielung zum wichtigsten Ziel der Organisation geworden.

Viele der Autoren und Autorinnen, die sich mit dieser Thematik befassen, gehen davon aus, dass sich das Gesundheitswesen mittlerweile schon auf Stufe 4 befindet. Die Autonomie der Akteure – die spezifisch medizinische Professionalität – ist nun nahezu verschwunden. Mediziner und Medizinerinnen handeln, als wären sie Angestellte eines Unternehmens bzw. als wären sie Unternehmer. Genau das ist mit der *Entkernung* des Berufsbilds gemeint.

Im Folgenden nennen wir – sehr eng angelehnt an Maio und ihn vielfach zitierend – die wichtigsten Indikatoren für diese Entkernung des medizinischen Berufsbildes. Selbstverständlich gibt es zahllose Ärzte und

Ärztinnen, die ihren Beruf mit Hingabe und gemäß den Idealen des ärztlichen Berufsstandes ausüben. In vielen Krankenhäusern leisten Mediziner und Medizinerinnen medizinische Hilfe gemäß den professionellen Standards. Aber die Ökonomisierung gefährdet diese Praxis in zunehmendem Maße. Welche sind die wichtigsten Indikatoren dieser Entwicklung?

1) Patientinnen werden nach ökonomischen Kriterien kategorisiert: Sie stellen Verlustposten oder Gewinnbringer (Maio, 31) dar. Es findet eine Selektion gemäß ihrer finanziellen Attraktivität statt.
2) Die Konzentration auf Fallzahlen und Leistungsvereinbarungen führt im Einzelfall zu unnötigen Eingriffen. Sie grenzen zuweilen an eine Anstiftung zur Körperverletzung. Die Beziehung zwischen Fallzahl und Behandlungsqualität ist darüber hinaus umstritten.
3) Es existiert eine Parallelität zwischen Über- und Unterdiagnostik. Privatversicherten sind eher der Gefahr der Überdiagnostik ausgesetzt. Das DRG-System kann zu Fehlanreizen und damit zu einer tendenziellen Unterdiagnostik führen.
4) Das DRG-System führt zu einem diagnoseorientierten Fallsplitting. Es findet eine Fragmentierung von Behandlungen statt, die nicht kostenersparend sondern kostenfördernd ist. Ärztliche Entscheidungen finden mit einer „Ziffer im Kopf“ statt.
5) Das Versorgungsniveau, vor allem im Hinblick auf die Entlassungen von Patienten (sogenannte „blutige Entlassungen“), wird gesenkt. Hierdurch entsteht auf Seiten der Ärzteschaft eine „kognitive Dissonanz“ (36), nämlich das schlechte Gewissen, dem Patienten mit seinen Leiden nicht gerecht zu werden.
6) Der Arzt-Patientenkontakt hat sich verändert. Die für die Gesundung so wesentliche Beziehungsqualität wird reduziert zugunsten von handwerklich-technischen Qualitäten. Für die Kommunikation mit den Patienten, die ein wesentlicher Faktor für deren Gesundung darstellt, bleibt wenig Zeit übrig. Kommunikationsdefizite verringern zudem die Motivation aller Involvierten.
7) Mediziner werden zunehmend im Hinblick auf ihre Wettbewerbsfähigkeiten selektiert. Häufig dominiert eine Rhetorik der Exzellenz, wobei Bürokratisierung und Dokumentierung, die im Wettbewerb um Exzellenz als Verfahren notwendig sind, die konkrete ärztliche Praxis einem erhöhten Druck ausliefern und damit – ungewollt – das Qualitätsniveau senken.
8) Patientinnen werden zu Kunden, was vor allem die Schwächsten trifft, die sogenannten „bilanzgefährdenden“ (44) Patienten (z.B. Patienten

mit chronischen Erkrankungen). Die sogenannte „Freiheit" des Patienten verdeckt die fortschreitende Entsolidarisierung. Der souveräne Patient ist eine Fiktion.

9) Ärztinnen werden in zunehmendem Maße durch die Kostenträger diszipliniert – durch die „Auskunftspflicht zuhanden der Versicherungsträger", durch aufwendige Berichterstattungen und Dokumentationen. Solchermaßen findet eine „innere Programmierung der Ärzte" (47) statt und eine Sinnentleerung der ärztlichen Tätigkeit breitet sich aus. Die Administration bestimmt die Fallzahlen. Der Arzt gibt seine Verantwortung tendenziell ab, Indikationenstellungen werden manipuliert. Im Grunde werden die Ärztinnen tendenziell entmachtet.

10) Die dominanten finanziellen Anreize korrumpieren die intrinsische Motivation. Die Wertschätzung (und die Qualität ärztlichen Handelns) werden nur noch in Power, Prestige und Profil (PPP) abgebildet. Auch die Patientinnen drücken ihre Wertschätzung in monetären Kategorien aus – „je länger die Behandlung, umso mehr".

11) Der Patient als Kunde und Einkäufer auf dem Medizinmarkt schraubt die Qualitätsansprüche an das Gesundheitsprodukt immer höher. Die Patientenautonomie, die einst angetreten war, den ärztlichen Paternalismus in die Schranken zu weisen, ist zum Vehikel unrealistischer Ansprüche geworden. Das neue Gesundheitsideal macht dem Gesundheitswesen zu schaffen, während Letzteres das Anspruchsniveau weit über die Grenze des Realistischen werbewirksam hinaushebt.

12) Die ärztliche Tätigkeit unterliegt einer unheilvollen Rollendiffusion. Mehrere Rollen müssen gleichzeitig erfüllt werden. Die klinische oder ambulante Praxis muss Schritt halten mit den wissenschaftlichen Erfordernissen des Berufs, mit der Ausbildung des Nachwuchses und mit der Tätigkeit als Leader und Manager. Die Professionalität der Medizin wird deshalb in Mitleidenschaft gezogen. Es findet eine weitgehende Enttraditionalisierung des Berufs statt.

13) Weil das ökonomische Diktat immer auch ein Zeitdiktat ist bzw. eine strenge Zeitökonomie erforderlich macht, wird die Zeit nicht nur rationalisiert, sondern auch rationiert. Geduld und Sorgfalt werden abgewertet. Die Verinnerlichung des Zeitdrucks führt dazu, dass das ärztliche Fürsorgeideal geschwächt wird. Dieser Konflikt ist demotivierend und demoralisierend.

14) Ein wesentliches Ziel eines jeden Krankenhauses – die Aus-, Weiter- und Fortbildung junger Ärzte – wird vernachlässig und in wirtschaftlicher Hinsicht als unproduktive Zeit abgewertet. Der Leistungsauftrag

zwischen öffentlichen und privaten Krankenhäuser ist diesbezüglich auch völlig unterschiedlich. Die Weitergabe ärztlichen Wissens stellt aber eine moralische Verpflichtung dar, welcher sich kein Krankenhaus entziehen darf.

15) Die Privatisierungswelle und mit ihr die verstärkte Ökonomisierung der ärztlichen Tätigkeit verleitet Hausärzte in einigen Fällen zu premienbedingten Zuweisungen von Patienten zu privaten Krankenhäusern. Risikopatientinnen, deren Behandlung langwierig und kostspielig ist, werden praktisch nur in den öffentlichen Einrichtungen behandelt. In öffentlichen Spitalern weitergebildete Ärzte werden von Privatkliniken abgeworben, wo sie selbst dann nicht mehr als Weiterbilder tätig sind. Der monetär belebte Wettbewerb garantiert jedoch keine tatsächliche medizinische Qualität.

16) Der ärztliche Ermessungsspielraum, der *wesentlich* zur Güte der medizinischen Praxis gehört, wird eingeengt. Eine Tendenz zur kostspieligen Maximaldiagnostik breitet sich aus, um ja keine Fehler zu machen. Die ärztliche Abwägung wird ersetzt durch die Macht der Daten von erfolgten Untersuchungen. Darüber hinaus wird die Ärzteschaft mit einer *Zeitgeistmedizin* konfrontiert, die neben der Linderung und Heilung von Krankheiten auch eine Optimierung der Gesundheit erstrebt. Dazu schreibt Maio:

„Unwägbarkeiten sollen so weit minimiert werden, dass dem Arzt letzten Endes das weggenommen wird, wofür er einen helfenden Beruf ausgewählt hat: das Gefühl, sich für den Patienten engagieren zu können und Vertreter einer Profession mit eigenen Regeln, Freiheiten und Selbstverständlichkeiten zu sein. Ebendiese professionelle Selbststeuerung, die den einzelfallbezogene Entscheidungskompetenz zum Angelpunkt hat, soll möglichst getilgt und ersetzt werden durch ein normierendes Management, das den Ärzten nicht in der konkreten Situation eine professionelle Entscheidung abverlangt, sondern schon im Vorhinein den Ablauf so vorstrukturiert hat, dass überhaupt keine menschliche Entscheidung mehr getroffen zu werden braucht.“ (59)

17) Patienten werden immer mehr in standardisierten Modulen erfasst. Regelanwendungen und Verfahren nehmen die Stelle einer medizinisch indizierten und fürsorglichen Beziehung zum individuellen Pateinten ein. Ärztliche Haltungen und Tugenden müssen dieser Tendenz weichen. Die Entpersonalisierung der ärztlichen Praxis schreitet voran.

18) Der „Kult der Effizienz" verlangt eine Formalisierung, eine Prozeduralisierung und Standardisierung der ärztlichen Tätigkeit. Die Lebendigkeit der Beziehung zum Patienten, vor allem aber die „Kreativität" im Umgang mit ihm, wird Strategien der Effektivität geopfert.

„Je mehr aber Kontrollverfahren eingebaut werden, um die Effizienz der angewandten Behandlung auch zu belegen, desto mehr geraten die Therapeuten in Zugzwang, in Rechtfertigungsnot und verlieren dabei das Bewusstsein dafür, dass der größte Teil der ärztlich-therapeutischen Arbeit letztlich die Beziehung ist und nicht das messbare Verfahren." (68)

19) Der Arzt wird zu einem instrumentellen Verhältnis zum Patienten gezwungen. Ärzte im internen und externen Wettbewerb handeln aus Partikularinteressen. Krankenhausinterne Vorgaben („Leistungsabsprachen"), aggressive Indikationstechniken und die allgemeine und ständige Rücksicht auf die betriebswirtschaftlichen Ergebnisse ziehen die medizinische Angemessenheit des ärztlichen Handelns in Zweifel.
20) Die Angst vor Regressforderungen hat eine Verrechtlichung der medizinischen Tätigkeit zur Folge. Verantwortung wird delegiert und gegen mögliche Fehler versucht man sich umfassend abzusichern (Maximaldiagnostik) bzw. zu versichern. Eine wachsende Risikoaversion ist die Folge. Medizin muss fehlerlos sein, denn ansonsten schadet sie der Reputation der jeweiligen Einrichtung bzw. des jeweiligen Leistungserbringers. Aber auch die Patientenschaft verlangt zunehmend nach einer fehlerlos funktionierenden Medizin und nach Höchstleistungen als „neue Normalität".
21) Administrativer Aufwand, Kontrollmechanismen und Qualitätskontrollen, die sich in teils absurden Bezifferungen ausdrücken, und nicht nachlassende Effizienzanforderungen lassen immer weniger Zeit für die *Begegnung* zwischen Ärztin und Patientin übrig. Darunter leidet auch die Diagnosefähigkeit. Ärztliche Intuition ist nicht mehr gefragt oder ist mittlerweile gar verdächtig. Die verlangte 100-Prozent-Genauigkeit aber führt immer wieder zu aufwendiger Diagnostik und damit zu einer enormen Kostensteigerung.

Die praktischen Auswirkungen der stattfindenden Transformationen beginnen das Selbstverständnis des ärztlichen Berufs tiefgreifend zu verändern. Die vormalige ärztliche Lebensform verschwindet. Aber es handelt sich nicht bloß um eine Veränderung des Berufsbildes. Die Güte und Qualität der ärztlichen Arbeit selber ist betroffen. Unter dem Diktat der Ökonomie schreitet die *De-Professionalisierung* oder Entkernung der ärztlichen Praxis voran. Hilfe und Heilung weichen einem unternehmerischen

Handeln. Die Ökonomisierung ruft stressbedingte Ausfälle hervor. Sie führt häufig zu einem Zynismus, zu einer sogenannten inneren (und immer öfter auch tatsächlichen) Kündigung. Nicht selten breiten sich auch Gefühle von Scham und Schuld aus, weil zu Handlungen veranlasst wird, die in einem Widerspruch zum ärztlichen Ethos und zu den medizinischen Zielvorgaben stehen. Die De-Professionalisierung ist dann zu einer *Demoralisierung* geworden.

„Ärztliches Handeln kann also nicht als bloß instrumentelles, planbares und kontrollierbares Handeln verstanden werden, da ärztliches Handeln kein Produktionsverständnis erfordert, sondern Praxisverständnis. Und dieses Praxisverständnis macht eine reflektierende Urteilskraft notwendig, die nicht aufgehen kann in einer reinen Regelbefolgung, gerade weil ärztliches Handeln letzten Endes eine *Kunstfertigkeit* darstellt, die nicht restlos formalisierbar ist. Die medizinisch-ärztliche Behandlung von Patienten erfordert ein situationsangemessenes Verhalten, das eine individualisierte Antwort auf die Problemlage des Patienten vorsieht. Einen Patienten als ganzen ernst zu nehmen, heißt auch, ihn zunächst als einen nicht von Vorherein völlig bestimmbaren Menschen anzuerkennen. Genau diese grundsätzliche Unbestimmbarkeit macht die Essenz der ärztlichen Behandlung aus, die deswegen nicht als Produktion angesehen werden kann, sondern als Kunstfertigkeit.“ (73)

Immer mehr Ärzte haben das Gefühl, dass ihre genuin medizinische Arbeit, die zu einem nicht geringen Teil aus der *Kommunikation* und der *Begegnung* mit dem Patienten und der Patientin besteht, nicht genügend wertgeschätzt wird und diese „eigentliche Leistung nicht abgebildet wird“ (79). Eigenmotivation, die Freude an der Arbeit und die Befriedigung, die eine Arbeit nahe am Menschen mit sich bringt, schwinden zunehmend. Die „gedankliche Monetarisierung der ärztlichen Hilfe“ (87) führt zu einem Konflikt mit den menschlichen Aspekten der ärztlichen Tätigkeit.

„Das ärztliche Engagement, seine erfahrungsgesättigten Bemühungen um den Patienten, all das ist kein zu minierender Aufwand, sondern die eigentliche Investition in das Gesundheitswesen, ohne die nichts erreicht werden kann. Daher muss ein Umdenken stattfinden, und die immer weiter fortschreitende Abwertung des genuin ärztlich-fachlichen und menschlichen Engagements muss gestoppt werden. Das Engagement der Ärzte für ihre Patienten ist die eigentliche Investition in deren Gesundheit. Das persönliche Engagement hat immer etwas Nichtinstrumentelles, es drückt einen Wert aus, es zeigt, dass es selbstverständlich ist, sich für den anderen einzusetzen, selbstverständlich und nicht bloß rentabel, nutzen- oder gar gewinnmaximierend." (81)

Bereits hier stellt sich die Frage, ob es gegen diese Entwicklung keinerlei Möglichkeiten des Widerstandes gibt. Wie wir noch sehen werden, ist das spezifische Ethos des Arztberufs, wie es in einem Medizinereid zum Ausdruck kommen soll, ein solches wirksames Mittel. Das ärztliche Ethos bildet den normativen Kern der Profession ab – die wesentlichen Haltungen bzw. Tugenden der medizinischen Praxis, die über die wissenschaftlich-fachliche Kompetenz hinausgehen und die *Identität* und *Würde* des Berufes abbilden. Es ist kein Zufall,

„dass gegenwärtig die Notwendigkeit einer inneren Identität, eines normativen Zusammenhalts aller Ärzte als solche in Frage gestellt wird und so getan wird, als könne man auf eine professionseigene Linie bewusst verzichten, weil Ärzte als Privatunternehmer betrachtet werden und nicht länger als Vertreter einer dem Gemeinwohl verpflichteten Profession. Der Werbung betreibende Arzt ist offenkundig Zeichen dieser grundlegenden Umorientierung der inneren Identität der Ärzteschaft. Wem jedoch kann ein ernsthaft kranker Mensch zukünftig auf dem öffentlichen Markt der vollmundigen Anbieter wirklich vertrauen?" (101)

Offenbar stellt das ärztliche Ethos *im Sinne einer moralischen Identität* des Berufsstandes, die nicht verhandelbar ist und sich der Ökonomisierung und erst recht der Kommerzialisierung des Berufes widersetzt, ein Hindernis dar. Aber ohne diese Identität ist die Ärzteschaft den genannten Entwicklungen, also der eigenen De-Professionalisierung, auf Dauer hilflos ausgeliefert.

„Es geht darum, dass wir heute eine politisch gewollte Deprofessionalisierung und damit eine Entwertung des Arztberufs erleben, weil ein Arzt, der sich auf seinen Professionsstatus beruft und damit Freiheit im Denken und Behandeln reklamiert, schwieriger zu managen ist. Daher soll politisch gewollt der Arztberuf kleingeredet und auf die gleiche Stufe gestellt werden wie Dienstleistungsbereiche in der Industrie. [...] Ein Arzt muss sich, ohne Konflikte oder Bestrafungen befürchten zu müssen, frei für das Wohl des Patienten entscheiden können. Und seinen Prinzipien entsprechend handeln, ganz gleich, was politisch oder ökonomisch oder von partikularen Interessenverbänden von ihm erwartet wird. Prinzipientreue setzt aber eine innere wie äußere Freiheit voraus." (115)

V. Der Arztberuf in einer „modernen" Gesellschaft – ein Beruf wie jeder andere?

In modernen Gesellschaften haben tiefgehende Strukturveränderungen stattgefunden. Vor allem in den letzten Jahrzehnten hat sich ein Prozess vollzogen, der die „klassischen" Organisationen des Bildungs-, Sozial- und Gesundheitswesens einem enormen Modernisierungsdruck ausgeliefert hat. Viele Abläufe in diesen Organisationen werden mittlerweile an *betriebswirtschaftlichen* Kriterien ausgerichtet. Das finanzielle Risiko wurde von der Finanzierungsseite auf die Seite der Dienstleistungsinstitutionen verlagert. Die Güter, die von diesen Organisationen bereitgestellt werden – Wissen, Helfen und Heilung/Sorgemaßnahmen – sind zu Produkten geworden. Die Marktlogik hat sich weitgehend durchgesetzt. Die Empfänger jener Dienstleistungen werden als Marktteilnehmer bzw. als Kunden betrachtet.

Diese Transformation ist folgenreich. Aus der subsidiären Funktion der Ökonomie, die das monetäre Fundament und somit die Ermöglichung jeder Dienstleistungen darstellt, ist eine dominierende Funktion geworden. Die Fachkompetenz und die primäre Motivation, die mit dem Beruf verbunden waren, sind der Macht der Bürokratisierung, dem Zwang ständiger Kontrollen und der Permanenz der Optimierung sämtlicher Abläufe gewichen. Diese Veränderung wird oft als *Professionalisierung* bezeichnet. Aber aus der Perspektive der genannten Berufsgruppen hat vielmehr eine *De*-Professionalisierung stattgefunden. Es hat sich einen Verlust der berufstypischen Motivationen und Tätigkeiten ereignet. Der „Zweck" der Organisation – ihr Sinn – wurde ihrem Funktionieren gemäß den „neuen" Standards geopfert. Was der Soziologe Niklas Luhmann bereits vor vielen Jahren im Hinblick auf die Sozialarbeit sagt, gilt genauso für das Gesundheitswesen.

„[So] entstehen Konflikte zum natürlicherweise näher liegenden Zweckdenken, das die Ansprüche der Umwelt und oft auch das Arbeitsethos und die Daseinsrechtfertigung der Organisation bestimmt. Damit gerät das Sinnerleben und die faktische Arbeit an sozialen Problemen nicht selten in Widerspruch zu den geltenden Regeln." (179)

Sobald die Kriterien der Effektivität, der Wirtschaftlichkeit und der Rationalisierung sämtlicher Dienstleistungen sich durchgesetzt haben, entstehen ungewollte Effekte: Die Versachlichung der Arbeit, die andauernden Strukturreformen in der gesamten Organisation und die formelle Optimierung der Abläufe lassen den Eindruck entstehen, dass die primären Berufsziele – in unserem Falle die umfassende Hilfe, die den Patienten gewährt wird, und die Zeit, die das kostet – nicht länger wertgeschätzt werden.

„Schließlich hat gerade die Effektivität und Zuverlässigkeit organisierten Helfens eigene dysfunktionale Folgen. Durch Programmierung der sozialen Hilfe gerät nichtprogrammierbares Helfen in die Hinterhand. Es kann organisationsintern sogar ausgesprochen zur Störung werden, wenn jemand programmlos hilft. [...] Die organisierte Arbeit an der Beseitigung von Problemfällen gräbt andersartigen Hilfsmotivationen das Wasser ab, weil sie ihnen in der Effektivität [...] überlegen ist. [...] Nächstenliebe nimmt dann die Form einer Verweisung an. Gerade darin liegt eine Gefahr, weil nicht jede Art von Notlage organisatorisch zu steuern ist." (180)

In den Berufen des Helfens, also auch in den medizinischen Berufen, sind solche Konflikte vorprogrammiert, denn weder in den Bildungsinstitutionen, noch in den Institutionen sozialen Helfens und in den Institutionen des Gesundheitswesens werden *Produkte* angeboten und *Waren* geschaffen. Die Praxis der Gesundheitsberufe gehorcht eigenen Gesetzlichkeiten und ist mit Zielen und Idealen verbunden, die einer Ökonomisierung nicht *restlos* unterworfen werden können.

Wenn alles einen Preis hat, verlieren einige Dienste ihren Wert. Dazu gehört an vorderster Stelle die Praxis der Ärzte und Ärztinnen. Ihre Profession ist geprägt von Idealen des Helfens, der Mitmenschlichkeit, der Verantwortung gegenüber jedem Patienten und von der Freude an einem Beruf, den man als *Lebensform* betrachten sollte. Diese Lebensform lässt sich nicht *restlos* auf ein betriebswirtschaftliches Modell und auf die Matrix der Marktlogik übertragen. In modernen Gesellschaften hat sich „ein System der Geldwirtschaft ausdifferenziert und hat gesellschaftlich fundierte Institutionen des Helfens verdrängt. Geld ist das effektivere funktionale Äquivalent für Hilfe und Dankbarkeit" (180).

Die vorhin genannte *Professionalisierung* wurde anfangs als erforderliche Anpassung an das Profil *moderner* Institutionen und deshalb als *Optimierung* des ärztlichen Leistungsgefüges propagiert. Inzwischen wird sie aber immer öfter als Verringerung der beruflichen Handlungsfreiheit und als tendenzieller Ausverkauf berufsspezifischer ethischer Standards wahrgenommen. Aus einer Professionalisierung wurde eine *Entfremdung* oder eine *Entkernung*. Im Hinblick auf Berufe wie Priester, Jurist aber auch Arzt schreibt Luhmann:

„Professionen haben sich gebildet zu Hilfe bei ungewöhnlichen Lagen, vor allem Lebensrisiken, angesichts von Angst, Tod, nicht eindämmbaren Streit. Sie beschaffen Sicherheit und Problemlösungen durch spezialisierte Techniken des Umgangs mit solchen Problemen; ferner durch ein auf Helfen ausgerichtete Berufsmoral und durch hohes Sozialprestige, das aus den Notlagen des Lebens heraushebt und situationsmäßige Überlegenheit, Dispositionsfreiheit und Unangreifbarkeit sichert. Zu all dem gehört die Prätention, dass die Hilfe nicht im eigenen Interesse des Helfenden liegt und daher nicht reziprok vergolten, sondern nur ‚honoriert‘ wird. Diese für die klassischen Professionen eigentümliche Kombination von Problembezug, Freiheiten und Bindungen gehört in hochkultivierten Gesellschaften und wird heute nur noch als Attrappe fortgeführt.“ (174)

Dieses Zitat ist wichtig: Der Arztberuf hat mit „ungewöhnlichen Lagen“ zu tun. Sein Ernstfall ist die Angst des Patienten, verursacht durch sein Leiden und womöglich durch sein in Sicht kommendes Sterben. Längst nicht immer kann das Gesundheitsproblem nämlich behoben werden, weshalb nach einem spezifischen „Umgang“ Ausschau gehalten werden muss. Der Beruf wird – nebst den wissenschaftlich-fachlichen Qualifikationen – durch eine eigene „Moral“ geprägt bzw. *durch eine solche Moral geradezu mitkonstituiert.* Das medizinische Handeln verlangt deshalb nach „Dispositionsfreiheit“, die permanenten und ausufernden Dokumentationspflichten, aber auch die monetäre Pauschalierung des Falls beschneiden diese Handlungsfreiheit jedoch. Das ärztliche Honorar ist etwas anderes als der Preis, der für eine Ware gezahlt wird.

Auch Marcel Hénaff hat auf die Wirkung des Geldes hingewiesen, sobald dieses zum dominierenden Motiv, zum wichtigsten Anreiz in einigen Berufen geworden ist. Hénaff spricht in diesem Zusammenhang von „Konvertierungsstrukturen“. Damit ist gemeint, dass Regeln, die in einer Domäne der Gesellschaft zu Recht gelten, in andere, ihnen im Wesentlichen fremde Gebiete einsickern und diese zu *dominieren* beginnen. Die Regeln des Marktes, der sich am obersten Wert des Geldes orientiert, kolonisieren die Regeln des Gesundheitswesens. Wird dieser Vorgang durch keinerlei Gegengewicht gebremst, entfaltet das Geld eine „Macht der Zersetzung“ (589),

„denn da es die Funktion hat, den Handelswert der Güter, das heißt ihren *Preis*, auszudrücken, scheint es daraus die Macht zu gewinnen, *sämtliche* Werte wiederzugeben und ihnen einen Preis zuzuweisen. Und ebendieser grenzenlose Anspruch birgt die Gefahr der Korruption. Diese ist nichts anderes als die Handlung, ein unverkäufliches Gut in ein Handelsgut zu konvertieren." (585)

Gemeint ist also nicht so sehr die Korruption des Einzelnen im Sinne einer unzulässigen Bereicherung oder einer durch Bestechung motivierten Handlung, sondern die Korruption des Systems bzw. des gesamten beruflichen Feldes und damit die Infizierung des Berufsethos durch dominierende finanzielle Anreize.

VI. Auf dem Weg zu einem neuen Eid

Die Krise des Arztberufs – seine De-Professionalisierung – ist kaum zu leugnen. Wir haben ein breites Panorama entworfen, in dem die verschiedenen Aspekte dieser Krise sichtbar wurden. Es überrascht aber, dass in sämtlichen Dokumenten, Studien und Rapporten, die wir benutzt und zitiert haben, zwar auf die Bedeutung eines (neuen) Ethos hingewiesen wird, nicht aber auf die Rolle eines neuen Eides für Ärzte und Ärztinnen. Dadurch entsteht der Eindruck, dass ein Widerstand der Berufsgruppe gegen die aufgezeigten Entwicklungen und Realitäten im Grunde nicht möglich sei. Es ist aber ungenügend, jene De-Professionalisierung einer präzisen Anamnese zu unterwerfen und sie genau zu diagnostizieren. Meistens bleibt es bei diesen beiden Schritten. Das Therapeutikum bleibt unerwähnt. Ebenso wenig genügen Appelle und bloße Absichtserklärungen. Was wir brauchen ist ein *wirksames* Mittel.

Die Beziehung zwischen Arzt und Patient war schon immer geprägt von *moralischen* Rücksichtnahmen. Deshalb hat es – am sichtbarsten im Hippokratischen Eid – über die Jahrhunderte immer Eide, Vorschriften und spezielle, auf den Beruf bezogene Gesetze geben (vgl. Reiser u.a.). Offenbar existierte die Überzeugung, dass der Medizinerberuf von menschlichen Rücksichtnahmen geprägt ist bzw. geprägt sein *soll*, welche in vielen anderen Berufen jedenfalls nicht in einem solchen Maße unterstellt werden können. In nahezu all diesen Dokumenten standen die moralische Integrität der Person des Mediziners und die darauf bezogenen Verpflichtungen Dritten gegenüber im Vordergrund. Diese Integrität sollte vor allem in Haltungen oder Tugenden des Mediziners zum Ausdruck gebracht werden. Die *Ehre* oder *Würde* des Berufs hing unmittelbar mit diesem *moralischen* Profil zusammen. Zugleich bot das Berufsethos einen Schutz gegen externe, nicht medizinisch motivierte Übergriffe und Einflussnahmen.

Wirksam werden sollten diese Überlegungen in einem Berufsethos, *das dem Stand der Medizin am Anfang des 21. Jahrhunderts und den gesellschaftlichen Realitäten, in denen Ärzte und Ärztinnen heute handeln, entspricht.* Formuliert werden sollte dieses Berufsethos in einem neuen Eid für Ärzte und Ärztinnen. Nun mag der Ruf nach einem solchen Berufsethos und nach einem solchen Eid auf den ersten Blick überraschen, verfügen wir doch über mehrere nationale und internationale Richtlinien.

Zunächst wäre selbstverständlich noch einmal der ehrwürdige *Hippokratische Eid* zu nennen, der allerdings in einigen Teilen völlig veraltet ist und heutzutage ein eher unter historischen Gesichtspunkten relevantes Dokument darstellt. Im Weiteren sind auch der *Nürnberger Kodex über Humanexperimente* (1947), das *Genfer Ärztegelöbnis* (1948, zuletzt ergänzt und verändert 2017) und die beiden *Deklarationen des Weltärztebundes* (Helsinki 1964, Tokio 1975) zu erwähnen. Hinzu kommt eine Fülle an Standesordnungen und berufsethischen Kodizes in verschiedenen Ländern. In aller Regel sind Ärzte und Ärztinnen durch ihre Approbation und die damit einhergehende Mitgliedschaft in der jeweiligen Ärztekammer an eine Berufsordnung gebunden, die Teile des gerade genannten *Genfer Gelöbnis* enthält. Aber auch dieses Gelöbnis war angesichts der großen Entwicklungen in den Gesundheitswesen auf nationaler und internationaler Ebene dringend revisionsbedürftig. Die Unzulänglichkeiten der sogenannten Muster-Berufsordnungen (MBO) werden von den Ärztekammern in der Regel durch zahlreiche ergänzende Richtlinien korrigiert, die mittlerweile eine beträchtliche und unübersichtliche Materialfülle darstellen.

Eine gewisse Prominenz hat der *Belmont Report* erreicht, der im Jahre 1978 in den USA publiziert wurde. In seiner Spur hatten Tom L. Beauchamp und James F. Childress ihre berühmten *Principles of Biomedical Ethics* geschrieben, deren vier Prinzipien „Autonomie“, „Fürsorge“, „Nicht-Schaden“ und „Gerechtigkeit“ mittlerweile geradezu zum Kanon der Medizinethik gehören. Nun war das Tor für eine umfassende Ethisierung des Gesundheitswesens geöffnet, die seither sämtliche medizinische, pflegerische, technologische und pharmazeutische Entwicklungen in diesem Sektor begleitet.

Die genannten Dokumente haben gewiss ihre Verdienste, aber ihre Wirksamkeit und ihr Stellenwert unter den komplexen Bedingungen heutiger Gesundheitswesen dürften sehr begrenzt sein. Sogar das neueste Dokument – die in Chicago 2017 durch den Weltärztebund erfolgte Verabschiedung der aktualisierten Deklaration von Genf – bedarf der Konkretisierung und Modifizierung mit Blick auf die lokalen Umstände und Entwicklungen. Ein Eid oder ein Gelöbnis wird vielerorts nicht mehr geschworen bzw. abgelegt. Und genau das ist das Problem. Die Verpflichtung ist zu einer Abstraktion geworden. Zwar werden Verstöße gegen die Berufsordnung sanktioniert, aber dieser Vorgang hat einen *reaktiven* Charakter. Reagiert wird auf Fehltritte und Missachtung.

Das Ethos der Ärzteschaft und ein auf diesem basierender Eid sollten aber einen *proaktiven* Charakter haben: Der Eid muss ihre Adressaten nämlich zu Haltungen verpflichten, die das Ethos des Berufs zum Ausdruck bringen, zu Haltungen, die Ärzte und Ärztinnen voneinander erwarten dürfen und die Patienten und Patientinnen von der Ärzteschaft. Der Eid schützt den Beruf gegen Übergriffe ökonomischer und politischer Natur und wertet dessen Autonomie auf. Er sanktioniert Verstöße gegen die Ideale des Berufsstandes und hütet die besondere Ehre und Würde der Profession. Natürlich machen das Ethos und sein Eid aus Ärzten und Ärztinnen keine moralischen Helden. Verstöße gegen das Ethos kann ein Eid nicht verhindern und er ist ebenso wenig in der Lage, Konflikte auf einen Schlag zu lösen. Das zu erwarten, wäre naiv. Aber er ist ein unerlässliches Mittel im Kampf um die Sicherung der berufseigenen moralischen Standards. Ohne einen Eid, in dem sich die Ärzteschaft auf ein solches Ethos verpflichtet, bleibt dieses unwirksam.

Zweifelsohne stellt der Eid des Hippokrates das älteste und das bewährteste Dokument einer moralischen Verpflichtung der Ärzte und Ärztinnen dar. Er wird jedoch nicht mehr geschworen und ein nicht geschworener Eid bleibt de facto unwirksam. Dieser Eid lässt sich nicht künstlich wiederbeleben. Aber auch bei den anderen bereits genannten Gelöbnissen, Kodizes und Deklarationen stoßen wir auf Schwierigkeiten. Vor allem fünf Probleme sind zu nennen:

1) *Antiquiertheit*: Der Hippokratische Eid ist in weiten Teilen veraltet.
2) *Vagheit*: Eine Einheitlichkeit des medizinischen Ethos ist nicht zu erkennen, bisweilen wird den Standes- und Berufsordnungen sogar „vieldeutige Beliebigkeit“ vorgeworfen.
3) *Verrechtlichung*: Die schwindende Relevanz der Eide und Gelöbnisse geht einher mit einer wachsenden, manchmal als einschnürend empfundenen Verrechtlichung der medizinischen (und pflegerischen) Praxis.
4) *Unübersichtlichkeit*: Die Richtlinien und Ergänzungen, die von den nationalen Ärztekammern erlassen werden, enthalten eine Fülle von ethischen Weisungen und Verpflichtungen, die kaum jemand mehr überblicken kann.
5) *Ortlosigkeit:* Ein Eid muss verortet werden können – er braucht eine Umgebung und eine konkrete Situierung. Die Eide und Gelöbnisse sind aber zu einem Abstraktum geworden. Sie verfügen über keinen konkreten Ort. Deshalb steht zur Debatte, *wo* in Zukunft die institutionelle Umgebung eines neuen Eides zu situieren ist: auf der Ebene der

medizinischen Fakultäten (und somit auf der immer noch abstrakten Ebene des Arztberufs *als solchen*), auf der Ebene der jeweiligen Spezialdisziplin, auf nationaler Ebene oder auf der Ebene der jeweiligen Institution – des jeweiligen Krankenhauses, des Verbandes niedergelassener Ärzte und Ärztinnen.

Bevor wir diese Schwierigkeiten etwas genauer unter die Lupe nehmen und eine neue Perspektive formulieren, wollen wir erneut auf die Bedeutung eines Standesethos unter den heutigen gesellschaftlichen Bedingungen aufmerksam machen. Häufig wird die Rolle eines solchen Standesethos, also *die Macht der Moral* im Hinblick auf die Spannungen und Konflikte, in denen sich eine Berufsgruppe befindet, völlig unterschätzt. „Die Schlacht wird", so schreibt der Britische Politikwissenschaftler Colin Crouch, „auf dem Feld der Moral ausgetragen. [...] Moralische Werte sind schwache Waffen im Kampf gegen Geld und Macht, aber sie sind nicht wirkungslos" (2011, 25).

Nun wären solche Werte tatsächlich wirkungslos, würden sie sich nur an die Einzelnen richten. Ein Berufsethos bezieht sich aber auf eine Berufs*gruppe*. Diese Gruppe – in unserem Fall die Gruppe der Ärzte und Ärztinnen – gibt sich ein für all ihre Mitglieder *verbindliches* Leitbild, worin die typischen Tugenden und Werte enthalten sind, die in der Medizin dem Handeln der Akteure als Orientierung dienen sollen. Ein solches Ethos ist Ausdruck des Stolzes auf den Beruf – auf die diesem Berufsstand eigentümliche Würde – und Ausdruck der Verpflichtungen, die mit der Ausübung des Berufes einhergehen.

Darüber hinaus signalisiert die Berufsgruppe mit einem solchen Ethos, dass weder Markt noch Politik das Profil des Arztberufs ersetzen oder bestimmen dürfen. Ein solches Leitbild, worin das Berufsethos ausformuliert wird und das in einem Eid zu einem *verbindlichen* Ausdruck kommt, *schützt* den Berufsstand vor Einflüssen und Interventionen, *sobald diese als unvereinbar mit den moralischen Standards des Berufs empfunden werden.* Ohne Ethos und Eid jedenfalls wäre der Beruf externen Einflussnahmen weitgehend schutzlos ausgeliefert.

Colin Crouch hat uns nachdrücklich an die Bedeutung erinnert, die berufliche Assoziationen oder berufstypische Verbände einst hatten und auch heute noch haben können. Die Rolle dieser Verbände, die um eine berufsständische Moral herum zentriert waren, ist in den letzten Jahrzehnten allerdings geschrumpft. Mehrere Gründe können für die Abwärtsentwicklung solcher berufsgenossenschaftlichen Ethiken genannt werden. Das Berufsethos wurde beispielsweise verdächtigt, lediglich auf die Tarnung von

Standesinteressen hinauszulaufen und der Besitzstandswahrung zu dienen. Darüber hinaus wurde ihm der Vorwurf gemacht, auf einem partikularistischen Standpunkt zu beruhen, der, wie im Falle des ärztlichen Berufsethos und im Zeitalter von Patientenautonomie und universalen Menschenrechten, Ausdruck einer hoffnungslos veralteten und gegenwartsfremden Ethik sei.

Am stärksten hat aber das Vordringen von stark marktorientierten Handlungsmaximen den Niedergang des Berufsethos im Sinne eines Leitbildes und eines verbindlichen Eides bewirkt. Wenn im Zuge der zahllosen Managements- und Kontrollinitiativen die Handlungsfähigkeit der Ärzteschaft – gemessen an ihren *primären* medizinischen Tätigkeiten – immer mehr eingeengt worden ist und ihre Praxis nunmehr von Bürokratien und Managern gesteuert wird, dann hat sich das Marktprinzips vollends durchgesetzt. Manager orientieren sich (zu Recht) an Effizienzkriterien und an Marktzielen. Ein ärztliches Berufs*ethos*, das seinen Namen verdient, könnte dabei stören oder solchen nicht-medizinischen Zwecken im Wege stehen.

Für Crouch sind deshalb Berufsverbände (und ihr jeweiliges Standesethos) ein überaus wichtiger Bestandteil der *Zivilgesellschaft.* Sie dienen als kritische Instanz gegenüber Markt und Staat:

„Das gilt jedenfalls für jene Berufe, die ein eigenes Ethos der beruflichen Praxis entwickelt haben, das der Logik der Profitmaximierung zuweilen widerspricht. In manchen Berufen sind solche Regeln formeller Bestandteil der Standesordnung und der Ausbildung. [...] Wie karitative Tätigkeiten ist auch die Berufstätigkeit nicht in erster Instanz auf politische Einflussnahme ausgerichtet. Es geht darum, seine Aufgaben zu erledigen und Geld damit zu verdienen. Dennoch ist sie in einer Moral verankert, die gelegentlich Möglichkeiten für die Infragestellung der herrschenden Logik von Staat und Unternehmen eröffnet." (2011, 220)

Gerade im Hinblick auf das Gesundheitswesen wäre ein solch neues Ethos von überragender Bedeutung, nicht zuletzt indem es einen entscheidenden Beitrag zur Wiederherstellung des Vertrauens in diese Institution lieferte: „Je mehr Berufsgruppen wir dazu bringen können, desto mehr Vertrauen können wir zueinander haben", schreibt Crouch (2011, 242). Weder die Mechanismen des Marktes noch das demokratische Spiel der Kräfte können eine stabile moralische Grundlage für die Handlungscodes in sensiblen Berufen bereitstellen. Diese moralische Grundlage ist aber ein fester Bestandteil der *Identität* solcher Berufe. Marktgesetzlichkeiten und politische Interventionen können diese Identität nicht *er*setzen, sie können sie aber sehr wohl auf Dauer *zer*setzen. Die Enttraditionalisierung der medizinischen und pflegerischen Berufe ist ein Zeichen an der Wand. Ein neues Standesethos und ein daran geknüpfter Eid könnten durchaus wirksam gegensteuern. Moral ist durchaus eine „Macht“ (Rolf Zimmermann).

In den Ausführungen über *Ziele und Aufgaben der Medizin zu Beginn des 21. Jahrhunderts*, dem bereits zitierten Bericht einer Kommission der Schweizerischen Akademie der Medizinischen Wissenschaften (SAMW), der Verbindung der Schweizer Ärztinnen und Ärzte (FMH) und fünf medizinischer Fakultäten, wird jedenfalls mit aller Deutlichkeit auf die sozialpolitische Verantwortung der Ärzteschaft hingewiesen und auf die Bedrohung der medizinischen Profession durch ihre Kommerzialisierung und Ökonomisierung.

„So wird mit dem Wert der Solidarität die Forderung nach einem aktiven Beitrag der Ärzte für eine allen zugängliche und angemessene medizinische Versorgung verknüpft, welche nicht ausschließlich den Kräften des Marktes überlassen werden darf. Die Ärzteschaft und der einzelne Arzt, aber auch alle übrigen in der Medizin Tätigen, haben sich demnach um einen ökonomisch verantwortungsbewussten Umgang mit den medizinischen Ressourcen zu bemühen. […] Die ausdrückliche Anerkennung des ärztlichen Ethos wirkt übrigens der Tendenz entgegen, ärztliche Handlungsentscheide in erster Linie unter ökonomischen oder rechtlichen Aspekten zu treffen. Die Ärzteschaft sollte sich den notwendigen Entscheidungsspielraum wahren, um eine Medizin mit ausschließlichen Warencharakter und eine ‚Defensivmedizin zu verhindern, die zwar juristischen Verwicklungen aus dem Weg geht, aber nicht mehr die besonderen Belange des Patienten in den Mittelpunkt stellt‘ (O. Höffe). […] Diese Werte müssen auch unter sozialem Druck und angesichts der Kräfte des Marktes, der bürokratischen Vorschriften oder von Interessenkonflikten, aufrechterhalten werden.“ (20)

Natürlich sind auch diese Ausführungen interpretationsbedürftig. Die Reichweite einer Formulierung wie jene, die medizinische Versorgung dürfe „nicht *ausschließlich* den Kräften des Marktes überlassen werden“, dürfte Gegenstand einer durchaus heftigen Kontroverse sein, denn sie kann auch bedeuten, man dürfe die Versorgung *in hohem Maße* den Kräften des Marktes überlassen. Aber immerhin ist in dem zitierten Abschnitt eine Markierung zugunsten der sozialen Verantwortung der Ärzteschaft gesetzt.

In diesem Zusammenhang muss auch der Artikel 31 der Standesordnung der FMH gelesen werden, dessen Relevanz angesichts der von uns genannten Hinweise auf wirtschaftlich motivierte Eingriffe und auf quantitative Leistungsabsprachen mit Ärzten und Ärztinnen offensichtlich sein dürfte. Dort heißt es:

„Ärzte und Ärztinnen stellen bei Vertragsabschlüssen sicher, dass sie in ihrer ärztlichen Tätigkeit keinen Weisungen von nichtärztlichen Dritten unterworfen werden, die mit einer gewissenhaften Berufsausbildung nicht vereinbar sind. Insbesondere gehen sie keine Verpflichtungen zur Erbringung bestimmter medizinischer Leistungen oder zur Erzielung bestimmter Umsätze ein."

Diese Vorgaben sind – wir wiederholen – keineswegs lediglich an das tugendhafte Handeln der Einzelnen gerichtete Forderungen, sondern sie richten sich auf den gesamten Stand der medizinischen (und pflegenden) „Professionals".

„Die kranke Person, die Hilfe sucht, trifft auf eine Person mit fundiertem ärztlichen Wissen sowie spezifischen Fertigkeiten und Fähigkeiten. Der entsprechende Wissenskorpus des Arztes umfasst sowohl naturwissenschaftliche als auch geisteswissenschaftliche Teile. Es handelt sich um tradiertes, bis heute erworbenes Wissen über Gesundheits- und Krankheitsverläufe in Körper und Psyche. Dieses Wissen und das entsprechende Können sind das Fundament der ärztlichen Tätigkeit. Sie sind aber für deren Erfolg nur teilweise ausschlaggebend. Vielmehr entsteht zwischen den Betreuenden und einem kranken Menschen eine Beziehung, in welche Wissen und Können des Arztes einfließen müssen, um ihre volle Wirkung zu entfalten. Für die Behandlung von kranken Menschen sind demnach die Arzt-Patienten-Beziehung, deren Qualität und Intensität wie auch die Zusammenarbeit mit der Pflege, anderen Betreuungspersonen und dem familiären Umfeld des Patienten unabdingbare Voraussetzung. [...] Ärzte werden auch in Zukunft – entsprechend ihrer Tätigkeit mit unterschiedlicher Gewichtung – primär Experten für die Behandlung der biopsychosozialen Aspekte einer Krankheit sein. Sie sollten darin ihre Kernkompetenz sehen und ihre Tätigkeit konsequent auf alle drei Standbeine der Medizin richten.

Die ärztliche Tätigkeit ist durch eine spezifische Ethik gekennzeichnet: Der Arzt ist verpflichtet, zum Wohl des Patienten zu handeln. Neben dem Wohl des Einzelnen liegt aber auch das Allgemeinwohl teilweise im Zuständigkeitsbereich der Medizin. Dies kann gegebenenfalls zu einem Konflikt führen. In diesem Spannungsfeld muss zur Bewahrung der Intimität und Spezifizität der Arzt-Patienten-Beziehung ein therapeutischer Freiraum garantiert bleiben, der vom Arzt wie vom Patienten transparent und verantwortlich genutzt wird.“ (22)

Man kann kaum genügend auf einen gravierenden Verlust hinweisen, der die Folge der Umkehrung des Verhältnisses von Ökonomie und Medizin unmittelbar widerspiegelt – auf den *Vertrauensverlust*, der sich im Gesundheitssystem ausbreitet. Dieser Verlust trifft das Gesundheitswesen ins Mark. Bei Patienten wächst der Zweifel, ob die Ärzteschaft *tatsächlich* unabhängig von monetären Gesichtspunkten und wirtschaftlichen Erwägungen handelt. Hören wir noch einmal auf Colin Crouch:

„Wir Menschen sind [...] immer mehr der Ansicht, dass wir einander nicht vertrauen können und uns verstärkt auf Verträge verlassen müssen, deren Bedingungen immer komplexer werden, um den zunehmend facettenreichen Unehrlichkeiten standzuhalten. Das Vertrauen wird sogar außerhalb der normalen Reichweite des Marktes untergraben, was zu einer Einführung von Markt- und Vertragsanalogien in Lebensbereichen führt, die normalerweise außerhalb deren Reichweite sind. Dies wiederum verringert die Notwendigkeit von gegenseitigem Vertrauen noch mehr.

Ein wichtiges Beispiel, das die Mehrdeutigkeit dieses Prozesses zum Vorschein bringt, ist die steigende Tendenz von Patienten, bei einer Fehlbehandlung den behandelnden Arzt zu verklagen. Bis vor einigen Jahrzehnten haben Patienten ihren Ärzten vertraut und daran geglaubt, dass diese stets ihr Bestes gäben. Heutzutage sind die Menschen in dieser Hinsicht immer skeptischer und glauben nun eher, dass man Ärzten nicht vertrauen könne, solange man nicht mit Klagen droht. Die Kosten der medizinischen Versorgung steigen daher mit der Anforderung an Ärzte, teure Versicherungen abzuschließen. Bei der Beratung oder Unterbreitung von Behandlungsoptionen müssen sie nicht nur an die mit dem jeweiligen Fall verbundenen medizinischen Probleme denken, sondern auch an die wahrscheinlichen rechtlichen Konsequenzen, was ihr medizinisches Fachurteil verzerren könnte. Zunehmend versuchen auch Anwälte, immer mehr zu finden, was in der medizinischen Praxis anfechtbar ist, um so ihre eigene Rolle auszuweiten.“ (Crouch 2013, 73f.)

Das Verhältnis zwischen Arzt und Patient ist nicht zuletzt ein *existentielles* Verhältnis. Neben den rein sachlich-monetären und den fachlich-medizinischen Aspekten, die in der medizinischen Praxis eine substantielle Rolle spielen, haben wir es hier mit einer *menschlichen* Beziehung zu tun, die über ein bloßes Vertragsverhältnis hinausgeht. In einem gewissen Sinne ist der Arzt – für eine gewisse Dauer und wohldosiert – der *Freund* des Patienten. Ihre Beziehung ist freundschaftlicher Natur – sie übersteigt das pur Sachliche und verlangt vom Arzt oder von der Ärztin eine anteilnehmende Hinwendung. Das gehört zu ihrer Profession. Mit dem Prädikat „existentiell" ist allerdings nicht gemeint, dass die Tätigkeit der Ärztin und die Erwartungshaltung der Patientin immer unter einem schweren, schicksalhaften Druck stehen. Das käme einer Überforderung aufseiten des Arztes gleich und würde aufseiten des Patienten unerfüllbare Ansprüche generieren. Ebenso wenig ist gemeint, dass medizinische Entscheidungen immer einen existentiellen Charakter hätten. Das haben sie glücklicherweise nicht.

Es gibt also etwas, das diese Beziehung – die Beziehung zwischen Ärztin und Patientin – von anderen beruflichen Verhältnissen unterscheidet. Zur ärztlichen Profession gehört *wesentlich* eine humane Komponente, die auf monetäre oder rein fachliche Aspekte nur um den Preis eines schwerwiegenden Verlustes ärztlicher Kompetenz reduziert werden kann. Die Arzt-Patient-Beziehung und mit ihr die gesamte medizinisch-pflegerische Profession hat eine eigene Signatur, ein Surplus – *eine humanes Surplus* – das sorgsam gehütet und verteidigt werden sollte. Es braucht deshalb spezifische Haltungen oder Tugenden, die der Situation des Patienten – seiner Angst, seiner zeitweiligen Abhängigkeit, seinem Angewiesen-sein, seinem Trostbedürfnis – Rechnung tragen.

Zuneigung, Sympathie, Wohlwollen, respektvolle Gegenseitigkeit, Anerkennung, Vertrauen und Nähe kennzeichnen im *normalen* Leben die Freundschaft zwischen Menschen. Von dieser Normalität kann im Falle der Beziehung zwischen dem Arzt und einem erkrankten Menschen verständlicherweise nur *dosiert* die Rede sein. In der medizinischen Praxis verlangen wir aber *zu Recht,* dass der Arzt dem Patienten ein Wohlwollen entgegenbringt, Respekt für die Person zeigt und nicht bloß ein Interesse am Fall oder am Kunden. Wir erwarten zu Recht, dass Ärztinnen den Patientinnen ihr Ohr leihen und ihre menschliche Zugänglichkeit *zeigen.*

Dies alles sind professionelle Einstellungen. Wir verlangen sie *unabhängig* von der psychologischen oder emotionalen Disposition des Mediziners angesichts *dieses* oder *jenes* Patienten. Vertrautheit zwischen Arzt und Patient dürfen wir nicht verlangen, Vertrauen sehr wohl. Vertrautheit wäre unter Umständen sogar nicht einmal wünschenswert, da sie das fachliche Urteil trüben könnte, abgesehen davon, dass sie angesichts der Patientenzahl unrealisierbar ist. Nicht Vertrautheit, sondern Vertrauen ist wesentlich.

Jene genannten Haltungen oder Tugenden sind die verinnerlichten Ideale des ärztliche Ethos. Sie dürfen wir von der Ärzteschaft verlangen. Sie gelten situationsunabhängig, also *generell.* Aber solche Haltungen benötigen eine institutionelle, eine systemische Umgebung, die sie zulässt, fördert *und nicht zerstört.* Sie werden beantwortet mit Vertrauen und Dankbarkeit.

In der Ethik wird das ganze Spektrum der Tugenden in vier zentralen Tugenden, den sogenannten Kardinaltugenden (oder „Scharniertugenden") zusammengefasst. Sie tragen das ganze Tun und Lassen des Menschen. Sie bilden die Grundlage unseres Handelns. „Klugheit", „Gerechtigkeit", „Maßhalten" und „Tapferkeit" sind die klassischen Namen für jene Grundhaltungen. Im Grunde gelten sie immer noch. Sie benötigen lediglich hin und wieder eine Übersetzung. In seinem Buch *Die Optimierungsfalle* hat Julian Nida-Rümelin, der bekannte Philosoph und frühere Staatsminister im Kabinett des deutschen Bundeskanzlers Schröder, sich den Tugenden als Grundvoraussetzungen richtigen Handelns und – nota bene – effizienten Wirtschaftens zugewandt. Nicht zuletzt im Gesundheitswesen seien solche Tugenden von größter Bedeutung. Auch Nida-Rümelin ist beunruhigt von der zunehmenden Ökonomisierung *zuungunsten* der medizinischen Verlässlichkeit, von der Übermacht des Managements, der betriebswissenschaftlichen Leitlinien und den primär monetären Anreizen, die die Professionalität der Medizin antasten.

„Praktiken dieser Art zerstören die Vertrauensbasis des Arzt-Patient-Verhältnisses. Das Vertrauen, das der Patient gegenüber dem Experten, dem Mediziner hat, beruht auf der Vermutung, dass dieser verlässlich ist, dass er also nach bestem medizinischen Wissen wohlinformiert diagnostiziert und die notwendige Behandlung empfiehlt. *Ökonomische und medizinische Kriterien gehören zwei unterschiedlichen Kategorien an.* Die Vermengung dieser beiden zerstört die Vertrauensgrundlage des Arzt-Patient-Verhältnisses, weil das Kriterium medizinischer Verlässlichkeit, die Verlässlichkeit des medizinischen Urteils, nicht mehr erfüllt ist. Man kann dies auch so formulieren: Das Berufsethos definiert, was einen guten Mediziner ausmacht. [...] Sollte sich etwa die Praxis der Vermengung medizinischer und ökonomischer Kriterien weiter ausbreiten und am Ende die gesamte Ärzteschaft als Betriebswissenschaftler agieren, dann verhielte sich diese unverantwortlich. Die Tugend der Verlässlichkeit hält eine ganze Lebensform zusammen." (124ff.)

Die Verlässlichkeit, von der die Rede ist, hat eine geradezu fundamentale Bedeutung. Nicht zufällig ist hier von einer „guten Lebensform" die Rede. In der Tat ist die ärztliche Tätigkeit im weiten Sinne eine solche Lebensform. Der Traditionsverlust, das Schwinden genuin professioneller

Standards und der wirtschaftliche Druck, dem die primär medizinischen Tätigkeiten ausgesetzt sind, setzen dieser Lebensform zu. Sie droht zu verschwinden. Die Ökonomisierung der Medizin ist dabei, diese Lebensform mitsamt ihren eigenen Exzellenzkriterien, moralischen Grundhalten und Rücksichten zu zerstören. Dabei sind die Folgen nicht nur für die Patienten, sondern auch für die Effizienz der Institution verheerend.

„Die Folgen einer solchen ökonomisch angeleiteten Praxis wären Fehldiagnosen, Falschbehandlungen mit Risiken für die Gesundheit des Patienten, aber auch unnötige Kosten. Paradoxerweise führt also die Korruption medizinischer Verlässlichkeit durch ökonomische Rationalität zu ökonomischer Ineffizienz. Wer sich gegen die Unterwerfung immer weiterer Bereiche menschlicher Praxis unter Kriterien ökonomischer Rationalität stellt, kann dafür – in vielen Fällen jedenfalls – gute ökonomische Gründe anführen. Eine medizinische Praxis, die unter ökonomischen Imperativen steht, wonach die Mediziner auf Gewinn- und die Patienten auf Konsumoptimierung aus sind, stünde nicht nur im Gegensatz zum Berufsethos der Medizin und zu einem anständigen Verhalten von Patienten, sondern hätte – und hat de facto – eine gigantische ökonomische Ineffizienz dieses Praxisbereichs zur Folge. […] Es ist eine geradezu alberne Vorstellung, dass ökonomische Anreizsysteme das Bemühen um die richtige Diagnose, das Streben nach medizinischer Perfektion, das Verantwortungsgefühl gegenüber dem Patienten ersetzen könnten. Im Grunde ist es – kulturell gesehen – besorgniserregend dass eine so große Zahl sonst ganz vernünftig wirkender Experten diese Überzeugung haben und ihren Einfluss nutzen, um die Ökonomisierung aller menschlicher Praxisbereiche voranzutreiben." (126f.)

Inzwischen mehren sich die Hinweise, dass ein neuer, den heutigen Gegebenheiten und Erfordernissen angepasster Eid für Ärzte und Ärztinnen ein notwendiges Mittel zum Schutz der Profession und ebenso zum Schutz von Patienten und Patientinnen darstellt. In diesem Zusammenhang wird nicht immer explizit auf einen Eid Bezug genommen, sondern wird nicht selten von einer *sozialen Vereinbarung* gesprochen, die die Verantwortlichkeiten und Pflichten der Berufsgruppe benennt. Das US-amerikanische „Institute of Medicine of the National Academies" spricht in diesem Zusammenhang von einem „sozialen Kontrakt", von einer Vereinbarung zwischen Medizin und Gesellschaft (vgl. Cruess u.a.). Die ABIM-Foudation, ins Leben gerufen 1999 durch das „American Board of Internal Medicine", hat 2002 eine Charta publiziert, die auf fundamentale ethische Prinzipien und Verantwortlichkeiten der Ärzteschaft aufmerksam macht (siehe Dokumentation).

In jüngster Zeit – 2014 – haben beispielsweise Matthew K. Wynia u.a. von der „American Medical Association“ auf den dringenden Bedarf eines allgemeinen „Codes of Ethics“ für Heilberufe, im Besondern für die ärztlichen Berufe, hingewiesen: „A transdisciplinary code of ethics, applicable to all health professionals and created with public input, would be the first step toward generating a social contract that can meet the contemporary needs of health professionals and the patients and communities they serve.” (799) Aber auch einzelne Spitäler und Fachgesellschaften sehen sich zunehmend genötigt, in Form einer Charta oder anderer Arten der Selbstverpflichtung auf die Herausforderungen politischer, ökonomischer und wissenschaftlicher Herkunft zu reagieren und die eigenen Standards hervorzuheben – sowohl als Schutz gegen Übergriffe auf die medizinische Profession als auch gegen maßlose Patientenerwartungen.

Initiativen wie „Choosing Wisely“ und „Smarter Medicine“ sind ebenfalls zu jener Bewegung zu rechnen, die sich dem Schutz, aber auch der Neurorientierung der medizinischen Profession inmitten der raschen Veränderungen und der wachsenden Komplexität des Gesundheitswesens widmet. Das interdisziplinäre Institut „Dialog Ethik“ in Zürich veröffentlichte 2014 ein *Manifest für das Maßhalten im Gesundheitswesen* unter dem Titel „Die Anerkennung unserer Grenzen“, worin auf die großen Herausforderungen hingewiesen wird, mit denen das Gesundheitswesen konfrontiert wird. In einem Report mit dem Titel „A proposed interprofessional oath“ (2014) machen Sara Simpson Brown u.a. ausdrücklich auf die Notwendigkeit eines neuen Eides aufmerksam. Wir sind auf dem Weg zu einem neuen medizinischen Eid. Dieser Eid darf aber keine weitere Regulierungswut zur Folge haben.

Eine Charta ist äußerst sinnvoll – eine auf die jeweiligen Fachgesellschaften oder Krankenhäuser bezogene Charta. Damit ein solches Dokument aber keine bloße Absichtserklärung bleibt, muss es ergänzt werden durch einen Eid. Ein solcher Eid kann mündlich oder schriftlich abgelegt werden. Nur so erhalten jene Dokumente den Status einer wirksamen *Verpflichtung* – einer Selbstverpflichtung und einer Verpflichtung der Institution. Wenn eine Charta oder ein Kodex in die *Form* eines Eides gegossen wird, kann die zuverlässige Erfüllung des Versprochenen auch eingefordert werden.

VII. „Schweizer Eid“

Im Folgenden werden wir zunächst die wichtigsten Eid- und Gelöbnis-Dokumente vorstellen – den „Eid des Hippokrates“, das „Genfer Ärztegelöbnis“ aus 1948 samt seiner jüngsten Aktualisierung 2017 sowie den „Schweizer Eid“, ebenfalls aus 2017. Ihnen voran stellen wir eine weltweit diskutierte Charta über Professionalität aus dem Jahre 1999. Anschließend erläutern wird die Bedeutung des Eides, im Besondern die des „Schweizer Eides“.

Dokumentation

Der Eid des Hippokrates

Ich schwöre bei Apollon, dem Arzte, und bei Asklepios und bei Hygieia und Panakeia und bei allen Göttern und Göttinnen, indem ich dieselben mir zu Zeugen nehme, dass ich nach meiner Kraft und Fähigkeit den folgenden Eid und die folgende Verpflichtung ausführen werde:

Nämlich meinen Lehrer in dieser Kunst gleich zu achten meinen eigenen Eltern und ihm von meinem Lebensunterhalt mitzuteilen, sowie ihm im Falle der Not eine Beisteuer zu gewähren und seine Nachkommenschaft meinen eigenen Brüdern gleich zu schätzen und sie in dieser Kunst zu unterweisen, wenn sie dieselbe erlernen wollen, und zwar ohne Entgelt und ohne Vertrag, und die Vorschriften und die mündliche Unterweisung und die ganze dazugehörige Wissenschaft meinen eigenen Söhnen zu überliefern und denen meines Lehrers und solchen Schülern, welche verpflichtet und vereidigt sind nach dem ärztlichen Gesetz, – sonst aber niemandem.

Die Lebensweisen werde ich anordnen zum Frommen der Kranken nach meinem Vermögen und Urteil; solche aber, die zu ihrer Schädigung und Verletzung führen, werde ich von ihnen fernhalten.

Niemandem werde ich ein tödliches Gift verabreichen, auch wenn es von mir verlangt wird, und auch nicht einen darauf abzielenden Rat erteilen. Ebenso werde ich auch nicht einem Weibe ein Gebärmutterzäpfchen zur Fruchtabtreibung verabreichen.

Lauter und heilig werde ich mein Leben und meine Kunst bewahren.

Nie werde ich den Blasenstein ausschneiden, sondern dies den Wirkern dieser Praxis überlassen.

In wie viele Häuser ich auch eintrete, eintreten werde ich zum Heil der Kranken und mich fernhalten von jeder vorsätzlichen und verderblichen

Schädigung und besonders von Werken der Wollust an den Leibern von Frauen wie von Männern, von Freien wie von Sklaven.

Was ich aber in der Behandlung sehe oder höre – oder auch außerhalb der Behandlung im Verkehr der Menschen –, was man nicht ausschwatzen soll, das werde ich verschweigen und all diese Dinge als Geheimnis bewahren.

Wenn ich also diesen Eid erfülle und nicht breche, so möge es mir beschieden sein, meines Lebens und meiner Kunst mich zu erfreuen, geschätzt bei allen Menschen, für immer und ewig. Wenn ich aber den Eid übertrete und meineidig werde, soll alles Unheil mich treffen.

Das Genfer Ärztegelöbnis (angenommen während der Generalversammlung des Weltärztebundes, September 1948)

„Zum Zeitpunkt meines Eintritts in den ärztlichen Beruf verpflichte ich mich feierlich, mein Leben dem Dienste der Menschheit zu weihen.

Ich werde meinen Lehrern die schuldige Achtung und Dankbarkeit wahren.

Ich werde meinen Beruf gewissenhaft und würdig ausüben.

Die Gesundheit meines Patienten wird meine erste Sorge sein.

Ich werde das Geheimnis dessen, der sich mir anvertraut, wahren.

Mit allen mir zur Verfügung stehenden Mitteln werde ich die Ehre und die stolzen Überlieferungen des Ärzteberufes aufrecht erhalten.

Meine Kollegen sollen meine Brüder sein.

Ich werde es nicht zulassen, dass sich religiöse, nationale, rassische, Partei- oder Klassengesichtspunkte zwischen meine Pflicht und meine Patienten drängen.

Ich werde das menschliche Leben von der Empfängnis an bedingungslos achten.

Selbst Drohungen werden mich nicht dazu bringen, meine ärztlichen Kenntnisse entgegen den Pflichten der Menschheit anzuwenden.

Ich gelobe dies feierlich, frei und auf meine Ehre.

Medical Professionalism in the New Millennium: A Physician Charter
(European Federation of Internal Medicine, the American College of Physicians and American Board of Internal Medicine (CP-ASIM), and the American Board of Internal Medicine (ABIM), 1999)

Preamble

Professionalism is the basis of medicine's contract with society

It demands placing the interests of patients above those of the physician, setting and maintaining standards of competence and integrity, and providing expert advice to society on matters of health. The principles and responsibilities of medical professionalism must be clearly understood by both the profession and society. Essential to this contract is public trust in physicians, which depends on the integrity of both individual physicians and the whole profession.

At present, the medical profession is confronted by an explosion of technology, changing market forces, problems in health care delivery, bioterrorism, and globalization. As a result, physicians find it increasingly difficult to meet their responsibilities to patients and society. In these circumstances, reaffirming the fundamental and universal principles and universal principles and values of medical professionalism, which remain ideals to be pursued by all physicians, becomes all the more important.

The medical profession everywhere is embedded in diverse cultures and national traditions, but its members share the role of the healer, which has roots extending back to Hippocrates. Indeed, the medical profession must contend with complicated political, legal, and market forces. Moreover, there are wide variations in medical delivery and practice through which any general principles may be expressed in both complex and subtle ways. Despite these differences, common themes emerge and form the basis of this charter in the form of three fundamental principles and as a set of definitive professional responsibilities.

Fundamental Principles

Principle of primacy of patient welfare

The principle is based on a dedication to serving the interest of the patient. Altruism contributes to the trust that is central to the physician-patient relationship. Market forces, societal pressures, and administrative exigencies must not compromise this principle.

Principle of patient autonomy

Physicians must have respect for patient autonomy. Physicians must be honest with their patients and empower them to make informed decisions about their treatment. Patients' decisions about their care must be paramount, as long as those decisions are in keeping with ethical practice and do not lead to demands for inappropriate care.

Principle of social justice

The medical profession must promote justice in the health care system, including the fair distribution of health care resources. Physicians should work actively to eliminate discrimination in health care, whether based on race, gender, socioeconomic status, ethnicity, religion, or any other social category.

A Set of Professional Responsibilities

Commitment to professional competence

Physicians must be committed to lifelong learning and be responsible for maintaining the medical knowledge and clinical and team skills necessary for the provision of quality care. More broadly, the profession as a whole must strive to see that all of its members are competent and must ensure that appropriate mechanisms are available for physicians to accomplish this goal.

Commitment to honesty with patients

Physicians must ensure that patients are completely and honestly informed before the patient has consented to treatment and after treatment has occurred. This expectation does not mean that patients should be involved in every minute decision about medical care; rather, they must be empowered to decide on the course of therapy. Physicians should also acknowledge that in health care, medical errors that injure patients do sometimes occur. Whenever patients are injured as a consequence of medical care, patients should be informed promptly because failure to do so seriously compromise patient and societal trust. Reporting and analyzing medical mistakes provide the basis for appropriate prevention and improvement strategies and for appropriate compensation to injured patients.

Commitment to patient confidentiality

Earning the trust and confidence of patients requires that appropriate confidentiality safeguards be applied to disclosure of patient information. This commitment extends to discussions with persons acting on a patient's behalf when obtaining the patient's own consent is not feasible. Fulfilling the commitment to confidentiality is more pressing now than ever before, given the widespread use of electronic information systems for compiling patient data and an increasing availability of genetic information. Physicians recognize, however, that their commitment to patient confidentiality must occasionally yield to overriding considerations in the public interest (for example, when patients endanger others).

Commitment to maintaining appropriate relations with patients

Given the inherent vulnerability and dependency of patients, certain relationships between physicians and patients must be avoided. In particular, physicians should never exploit patients for any sexual advantage, personal financial gain, or other private purpose.

Deklaration von Genf des Weltärztebundes (68. Generalversammlung des Weltärztebundes, Chicago 2017)

Als Mitglied der ärztlichen Profession

Gelobe ich feierlich, mein Leben in den Dienst der Menschlichkeit zu stellen.

Die Gesundheit und das Wohlergehen meiner Patientin oder meines Patienten werden mein oberstes Anliegen sein.

Ich werde die Autonomie und die Würde meiner Patientin oder meines Patienten respektieren.

Ich werde den höchsten Respekt vor menschlichem Leben wahren.

Ich werde nicht zulassen, dass Erwägungen von Alter, Krankheit oder Behinderung, Glaube, ethnischer Herkunft, Geschlecht, Staatsangehörigkeit, politischer Zugehörigkeit, Rasse, sexueller Orientierung, sozialer Stellung oder jeglicher anderer Faktoren zwischen meine Pflichten und meine Patientin oder meinen Patienten treten.

Ich werde die mir anvertrauten Geheimnisse auch über die Tod der Patientin oder des Patienten hinaus wahren.

Ich werde meinen Beruf nach bestem Wissen und Gewissen, mit Würde und im Einklang mit guter medizinischer Praxis ausüben.

Ich werde die Ehre und die edlen Traditionen des ärztlichen Berufes fördern.

Ich werde meinen Lehrerinnen und Lehrern, meinen Kolleginnen und Kollegen und meinen Schülerinnen und Schülern die ihnen gebührende Achtung und Dankbarkeit erweisen.

Ich werde mein medizinisches Wissen zum Wohle der Patientin oder des Patienten und zur Verbesserung der Gesundheitsversorgung teilen.

Ich werde auf meine eigene Gesundheit, mein Wohlergehen und meine Fähigkeiten achten, um eine Behandlung auf höchstem Niveau leisten zu können.

Ich werde, selbst unter Bedrohung, mein medizinisches Wissen nicht zur Verletzung von Menschenrechten und bürgerlichen Freiheiten anwenden.

Ich gelobe dies feierlich, aus freien Stücken und bei meiner Ehre.

Schweizer Eid für Ärztinnen und Ärzte (Eidkommission Stiftung Dialog Ethik Zürich)

In der Ausübung meines Arztberufes verpflichte ich mich, wie folgt zu handeln:

- Ich übe meinen Beruf nach bestem Wissen und Gewissen aus und nehme Verantwortung für mein Handeln wahr.
- Ich betrachte das Wohl der Patientinnen und Patienten als vorrangig und wende jeden vermeidbaren Schaden von ihnen ab.
- Ich achte die Rechte der Patientinnen und Patienten, wahre grundsätzlich ihren Willen und respektiere ihre Bedürfnisse sowie ihre Interessen.
- Ich behandle die Patientinnen und Patienten ohne Ansehen der Person[1] und halte mich an das Arztgeheimnis.
- Ich begegne den Patientinnen und Patienten mit Wohlwollen und nehme mir für ihre Anliegen (und die ihrer Angehörigen) die erforderliche Zeit.

---

1 „Ohne Ansehen der Person" heißt: ohne Diskriminierung wegen Geschlecht, allfälliger Behinderung, Religion, sexueller Orientierung, Parteizugehörigkeit, ethnischer Herkunft, Sozial- oder Versicherungsstatus und Nationalität.

- Ich spreche mit den Patientinnen und Patienten ehrlich und verständlich und helfe ihnen, eigene Entscheidungen zu treffen.
- Ich behandle die Patientinnen und Patienten nach den Regeln der ärztlichen Kunst und den aktuellen Standards, in den Grenzen meines Könnens, instrumentalisiere sie weder zu Karriere- noch zu anderen Zwecken und mute ihnen nichts zu, was ich mir selbst oder meinen Nächsten nicht zumuten würde.
- Ich betreibe im Rahmen der mir zur Verfügung stehenden Möglichkeiten eine Medizin mit Augenmaß und empfehle oder ergreife nur Maßnahmen, die sinnvoll sind.
- Ich wahre meine Integrität und nehme im Besonderen für die Zu- und Überweisung von Patientinnen und Patienten keine geldwerten Leistungen oder andersartigen Vorteile entgegen und gehe keinen Vertrag ein, der mich zu Leistungsmengen oder -unterlassungen nötigt.
- Ich verhalte mich gegenüber Arbeitskolleginnen und Arbeitskollegen korrekt und wahrhaftig, teile mit ihnen mein Wissen und meine Erfahrung und respektiere ihre Entscheidungen und Handlungen, soweit vereinbar mit den ethischen und wissenschaftlichen Standards unseres Berufs.

Dies gelobe ich feierlich.

Erläuterungen zum Schweizer Eid

Anders als im Titel ist im Text dieser „Erläuterungen“ sowohl von einem „Eid“ als auch von einem „Gelöbnis“ die Rede. Die Begriffe werden hier als Äquivalent benutzt und schließen beide an die Tradition an – an den Hippokratischen „Eid“ und an das Genfer „Gelöbnis“. Manchmal wird ein Eid mit einer religiösen Instanz assoziiert und ein Gelöbnis mit einer säkularen Instanz. Diese jeweilige Rückbindung ist nicht zwingend. Dennoch mag es (persönliche) Gründe geben, einen von beiden Begriffen zu bevorzugen.

Die Ziele

Ein Eid bzw. ein Gelöbnis enthält eine Formel oder einen Text moralischen Inhalts, worin eine oder mehrere Pflichten enthalten sind, zu denen die eid- oder gelöbnisablegende Person sich bekennt. Das Ablegen des Eids bzw. des Gelöbnisses stellt einen feierlichen Akt dar, in dem die betreffende Person sich *öffentlich* zur Einhaltung seines Inhalts verpflichtet. Der Schweizer Eid ist nicht nur Teil eines Schriftstücks, sondern soll in der jeweiligen Institution *tatsächlich abgelegt* werden. Der Akt der Eidablegung bedeutet eine *Selbstverpflichtung*. Bei moralisch sensiblen Berufen wird nach der Ablegung des Eids bzw. des Gelöbnisses von der betreffenden Person erwartet, dass sie Haltungen einnimmt, die den geäußerten Pflichten entsprechen.

Der Akt des Eidablegens bzw. Gelobens verpflichtet die betreffende Person nicht nur, er schützt sie auch vor Erwartungen, Druck oder übergriffigem Verhalten von Dritten, die zu einer Verletzung der Eid- oder Gelöbnispflichten führen würden. Insofern stellt ein solcher Eid nicht nur eine moralische Selbstverpflichtung eines einzelnen Menschen dar, sondern auch eine Verpflichtung der jeweiligen Institution, ihren Mitarbeitenden zuzugestehen, dass sie dem Eid entsprechend entscheiden und handeln können.

Die Freiwilligkeit

Die Eidablegung beruht auf Freiwilligkeit. Eine erfolgreiche Implementierung des medizinischen Ethos, das in dem Eid bzw. Gelöbnis enthalten ist, setzt allerdings voraus, dass die jeweilige Institution, in der die Eid- bzw. Gelöbnisablegenden ihre Arbeit verrichten, die Eidablegung unterstützt und fördert. So kann sich eine Institution dazu entschließen, die Eidablegung bei Neueinstellungen zum Gegenstand des Arbeitsvertrags zu machen. Dies geschieht erneut vor allem zum Schutz der eidablegenden Person. Diese ist dadurch Repräsentant einer Institution, die sich ihrerseits zu den Maßstäben des ärztlichen Ethos bekennt und gewillt ist, dieses zu ihrem eigenen Leitbild zu machen.

Die Inhalte

Der Eid bzw. das Gelöbnis von Ärztinnen und Ärzten enthält jene Pflichten, die als *fundamental* für die angemessene Ausübung des Berufs und als *Leitbild* für die Berufsgruppe betrachtet werden. Abgelegt wird der Eid bzw. das Gelöbnis deshalb *angesichts der Berufsgruppe der Ärztinnen und Ärzte bzw. als Mitglied dieses Standes*. Eine heutige Eidablegung setzt keinerlei religiöses oder weltanschauliches Bekenntnis voraus. Unter den Bedingungen einer *liberalen* und *pluralistisch* verfassten Gesellschaft kann mit einem Eid bzw. Gelöbnis nicht in allen strittigen moralischen Belangen der modernen Medizin ein bestimmter Standpunkt verbunden sein. Der Eid oder das Gelöbnis enthält keinen umfassenden Ethikcode. Ebenso wenig ist es möglich, *konkrete* Handlungsabwägungen *vor Ort* – in der Klinik oder in der Praxis – damit zu antizipieren.

Ein Eid bzw. ein Gelöbnis enthält die moralischen Grundsätze, denen sich eine Berufsgruppe unterstellt, und bildet damit eine Art *Verfassung*, eine *tugendethische Verfassung*. In den jeweiligen Standesordnungen werden die einzelnen Richtlinien, die aus ihnen folgen, festgehalten. Diese lassen sich – analog dem Begriff der Verfassung – als *Gesetze* bezeichnen. Wie im politischen Leben kann die „Verfassung“ (der Eid bzw. das Gelöbnis) Korrekturen im Bereich der „Gesetze“ (der Standesordnungen) notwendig machen. Nicht jede Verpflichtung, die der Eid bzw. das Gelöbnis enthält, kann jedoch in einer Regel oder Norm in den Standesordnungen ihren Niederschlag finden.

Der Schweizer Eid und das Gelöbnis der World Medical Association

Der *Schweizer Eid* setzt die *Deklaration von Genf* des Weltärztebundes vom Oktober 2017 voraus und schließt an diesen Text an. Diese Aktualisierung einer älter Fassung der Deklaration aus dem Jahre 1948 bildet den allgemeinen globalen Rahmen für den Schweizer Eid, der ein vergleichsweise höheres Maß an Konkretisierung und eine deutliche Ausrichtung auf die Entwicklungen vor Ort enthält. Angesichts starker Tendenzen zur Ökonomisierung im Gesundheitswesen ist der Schweizer Eid mit seiner Patientenzentrierung nicht zuletzt auf die Sicherstellung und Verbesserung der *Indikationsqualität* ausgerichtet. Der Eid bzw. das Gelöbnis hat die Funktion, das ärztliche Ethos zu schützen und zu stärken, die Würde des Arztberufs und dessen Verantwortung gegenüber den Patientinnen und Patienten zu verteidigen und damit die humane Ausrichtung des Berufs zum Ausdruck zu bringen. Das Instrumentalisierungsverbot, das im Eid enthalten ist, schützt Patientinnen und Patienten vor Vorgehensweisen, die weder einen unmittelbaren noch einen mittelbaren Nutzen für sie haben. Es stellt somit keine Forschungsbehinderung dar, weil Forschungsvorhaben, die regelkonform geplant werden, dem genannten Nutzenkriterium – nebst anderen ethischen Kriterien – ohnehin zu genügen haben.

Literaturverzeichnis

Brown, Sara Simpson u.a., A proposed Interprofessional Oath, in: *Journal of Interprofessional Care*, Informa Healthcare 2014, 1-2.

Crouch, Colin, *Das befremdliche Nachleben des Neoliberalismus*, Berlin 2011.

Crouch, Colin, *Jenseits des Neoliberalismus. Ein Plädoyer für soziale Gerechtigkeit*, Wien 2013.

Cruess, Sylvia R. u.a., Professionalism and Medicine's Social Contract, in: Patricia A. Cuff (Rapporteur), *Establishing Transdisciplinary Professionalism for Improving Health Outcomes*, Institute of Medicine of the National Academies, Washington D.C. 2013, II, 5-13.

Die zukünftigen Berufsbilder von ÄrztInnen und Pflegenden. Bericht und Kommentar, hg. Schweizer Akademie der Medizinischen Wissenschaften (SAMW) u.a. 2011.

Hénaff, Marcel, *Der Preis der Wahrheit. Gabe, Geld und Philosophie*, Frankfurt am Main 2009.

Luhmann, Niklas, Formen des Helfens im Wandel gesellschaftlicher Systeme, in: *Soziologische Aufklärung 2. Aufsätze zur Theorie der Gesellschaft*, Wiesbaden 2005, 167-187.

Maio, Giovanni, *Geschäftsmodell Gesundheit. Wie der Markt die Heilkunst abschafft*, Berlin 2014.

Manzeschke, Arne, *Demoralisierung und Deprofessionalisierung als Folge der Ökonomisierung des Krankenhauses*, Vortrag, Trier, 10. März 2009.

„Medical professionalism in the new millenium: a physicians' charter", in: *The Lancet*, Bd. 359, 9. Februar 2002, 520-522.

Medizin als Wissenschaft. Positionspapier der Schweizerischen Akademie der Medizinischen Wissenschaften SAMW, Basel 2009.

Medizin für Gesunde? Analysen und Empfehlungen zum Umgang mit Human Enhancement, Bericht der Arbeitsgruppe „Human Enhancement" im Auftrag der Akademie der Wissenschaften Schweiz, Bern 2012.

Medizin und Ökonomie – wie weiter? Positionspapier der Schweizerischen Akademie der Medizinischen Wissenschaften, Swiss Academies Communications, Bd. 9, Nr. 4, 2014.

Nachhaltige Medizin. Positionspapier der Schweizerischen Akademie der Medizinischen Wissenschaften (SAMW), 2012.

Nida-Rümelin, Julian, *Die Optimierungsfalle. Philosophie einer humanen Ökonomie*, München 2011.

Reiser, Stanley Joel u.a., *Ethics in Medicine. Historical Perspectives and Contemporary Concerns*, Cambridge, MA, 1977.

Rosenbaum, Lisa, Invisible Risks, Emotional Choices – Mammography and Medical Decision Making, in: *The New England Journal of Medicine*, 16. Oktober 2014, 1549-1552.

Sandel, Michael, *Was man für Geld nicht kaufen kann. Die moralischen Grenzen des Marktes*, Berlin 2012.

Schimank, Uwe und Ute Volkman, Ökonomisierung der Gesellschaft, in: Andreas Maurer (Hrsg.), *Handbuch der Wirtschaftssoziologie*, Heidelberg 2008, 382-393.

Simpson Brown, Sara u.a., A proposed Interprofessional Oath, in: *Journal of Interprofessional Care*, http://informahealthcare.com/jic, ISSN: 1356-1820.

Ubel, Peter A. u.a., Promoting Population Health through Financial Stewardship, in: *The New England Journal of Medicine*, 3. April 2014, 1280-1281.

Wils, Jean-Pierre und Ruth Baumann-Hölzle, *Sinn und Zukunft des Gesundheitswesens. Wege aus der Vertrauenskrise. Ein philosophischer Kommentar in praktischer Hinsicht*, Zürich 2013.

Wynia, Matthew K. u.a., A Unified Code of Ethics for Health Professionals. Insights From an IOM Workshop, in: *JAMA*, 26. February 2014, Bd. 311, Nr. 8, 799-800.

Ziele und Aufgaben der Medizin zu Beginn des 21. Jahrhunderts, Projekt Zukunft Medizin Schweiz, hg. Schweizer Akademie der Medizinischen Wissenschaften (SAMW) u.a., 2004.

Zimmerman, Rolf, *Moral als Macht. Eine Philosophie der historischen Erfahrung*, Reinbek bei Hamburg 2008.

Zunehmende Privatisierung von Krankenhäusern in Deutschland. Folgen für die ärztliche Tätigkeit, Bundesärztekammer, Berlin 2007.

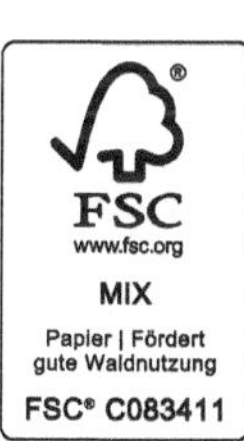

Zeitfracht Medien GmbH
Ferdinand-Jühlke-Straße 7
99095 Erfurt, Deutschland
produktsicherheit@kolibri360.de